AF401216

NOTES

SUR

LES ANESTHÉSIQUES

PAR M. ARTHUR S. UNDERWOOD

PROFESSEUR D'ANATOMIE ET DE PHYSIOLOGIE DENTAIRES

A THE DENTAL HOSPITAL OF LONDON, ETC.

TRADUCTION

DU Dʀ G. DARIN

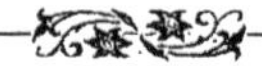

TOURS

IMPRIMERIE PAUL BOUSREZ

—

1887

NOTES

SUR

LES ANESTHÉSIQUES

IMPRIMERIE PAUL BOUSREZ, 5, RUE DE LUCÉ, A TOURS

NOTES

SUR

LES ANESTHÉSIQUES

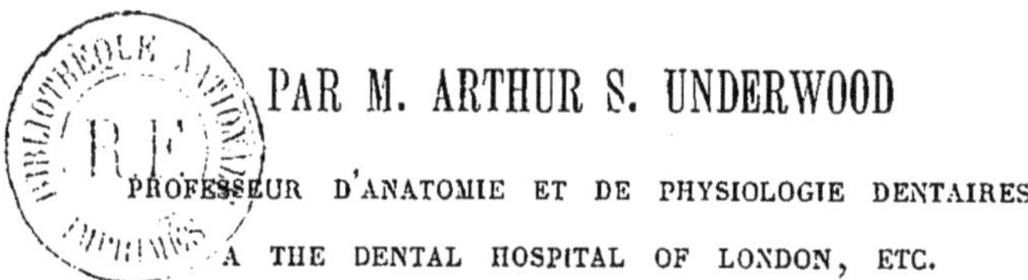

PAR M. ARTHUR S. UNDERWOOD

PROFESSEUR D'ANATOMIE ET DE PHYSIOLOGIE DENTAIRES

A THE DENTAL HOSPITAL OF LONDON, ETC.

TRADUCTION

DU Dʳ G. DARIN

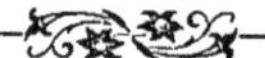

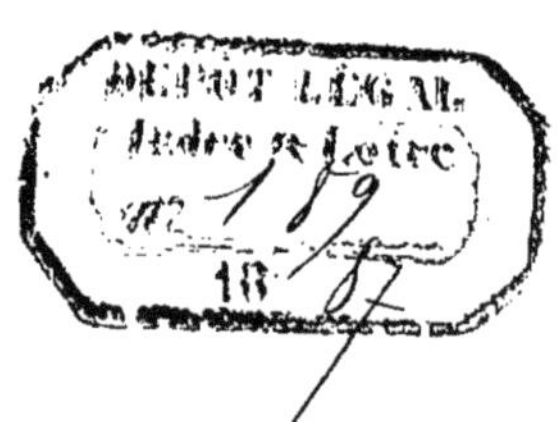

TOURS

IMPRIMERIE PAUL BOUSREZ

1887

PRÉFACE

Je sens que l'apparition de mon nom comme auteur d'un
ouvrage sur les anesthésiques exige quelques mots d'explication. A première vue, il peut paraître anormal qu'un
semblable travail n'émane pas de la plume d'un spécialiste
en cette branche de la médecine et peut-être me taxera-t-on
de présomption, sous prétexte que la tâche abordée par moi
demande une expérience personnelle étendue pour donner
aux opinions et aux faits avancés l'autorité voulue.

Mais je répondrai à cette critique bien naturelle en avouant
tout d'abord que je ne me suis pas fié à mes propres res-
sources. Un de mes amis, M. Woodhouse Braine, si compétent
en ces matières, a bien voulu relire mon manuscrit et corriger,
modifier ou endosser tous les détails pratiques de mon
travail ; c'est la promesse de son assistance qui m'avait donné
la hardiesse de tenter cette entreprise, et c'est la valeur de
son autorité qui constitue le principal titre de l'œuvre à l'attention des membres de la profession.

Je ne saurais non plus trop remercier mon ami M. Bailey
pour l'aide et les conseils qu'il m'a donnés avec tant d'obli-
geance et dont j'ai tiré grand parti, surtout dans l'Appendice. Enfin, pendant les années de notre agréable collaboration
à l'École de Leicester Square, j'ai mis à profit les nombreux
et précieux avis que m'a donnés mon collègue M. Bird.

C'est donc avec confiance que je publie ce petit livre ; la sagesse qui dérive de l'expérience n'y fait pas défaut, et il ne renferme rien qui ne soit très pratique. J'ai mis largement à contribution la littérature classique traitant le sujet des anesthésiques, n'épargnant aucune peine pour découvrir beaucoup de matière intéressante, jusqu'ici disséminée dans les journaux et enfouie dans les comptes rendus des Sociétés savantes.

J'ai jugé à propos de réunir la matière telle que : observations, figures et descriptions d'instruments, avec quelques autres notes qui, tout en ayant des rapports intimes avec mon sujet, n'en font pas absolument partie, dans un appendice distinct à la fin du volume, dans le but d'éviter une continuelle interruption du texte, et de rendre l'ouvrage à la fois plus lisible et plus clair.

Je dois des remerciements au secrétaire de *the Royal Humane Society*, qui a bien voulu me prêter les clichés des fig. 1 et 2, représentant le procédé du Dr Sylvester pour la respiration artificielle ; à MM. Maw, Son et Thompson pour les gravures qui portent leur nom, et à MM. Ash et fils pour les autres clichés, avec les explications qui les accompagnent.

Après avoir montré ce que je dois à autrui dans la production de ce petit volume, je crois que l'éloge ou le blâme qui me revient me sera accordé plutôt comme compilateur que comme auteur original. J'ai fait surtout un travail de sélection et de comparaison, de balancement d'opinions, de condensation, et j'ai exposé impartialement les vues de diverses autorités, sans me hasarder à émettre des opinions nouvelles et personnelles.

Si j'ai accompli cette œuvre judicieusement, je n'hésite pas à dire que le mérite du livre ne peut qu'être rehaussé par le fait que l'auteur, n'étant pas spécialiste et n'ayant pas d'idées personnelles et arrêtées à défendre, est heureux de s'effacer pour discuter les opinions des autres sans préjugé comme sans prévention.

Après ces quelques mots d'explication et d'introduction, je livre les pages suivantes avec l'assurance qu'elles ne contiennent, autant que je sache, rien qui ne repose sur des témoignages autorisés et avec l'espérance que, si le spécialiste versé dans la science et l'art de l'anesthésie n'y trouve rien de très nouveau, ceux qui sont moins experts en cette matière et qui ont besoin de guide y rencontreront quelque chose d'utile.

Arthur S. UNDERWOOD.

NOTES

LES ANESTHÉSIQUES

CHAPITRE Ier

REMARQUES PRÉLIMINAIRES

Personne, pour ainsi dire, n'ignore qu'aujourd'hui les terreurs d'une opération chirurgicale sont à ce point modifiées, par l'emploi des anesthésiques, que la douleur a été pratiquement bannie de l'amphithéâtre. Le vulgaire peut apprécier ce fait aussi bien que la profession, et si cette diminution ou cet évanouissement de la souffrance était le seul avantage procuré par les agents insensibilisateurs, nous devrions encore incliner à en considérer la découverte comme l'une des plus grandes conquêtes de notre siècle. Mais si nous voulons considérer 1° le nombre des opérations que leur secours a rendues possibles, opérations qui ont sauvé tant d'existences et qui, si on les avait tentées sans l'aide des anesthésiques, auraient amené la mort par l'effet du choc; 2° les avantages de l'extension du temps et l'absence de tout besoin de se presser (la rapidité d'exécution n'ayant plus grande importance dans les opérations capitales); 3° la tranquillité du sujet et l'absence de la dépression consécutive, — nous pouvons affirmer que l'emploi de ces agents n'a pas seulement éloigné la douleur de la table d'opération, mais a encore fait disparaître bon nombre des risques de mort qui accompagnaient d'ordinaire l'usage du bistouri et a enfin permis de s'attaquer à des maladies qui auraient autrement résisté à tous les efforts de la chirurgie.

En ce qui concerne les opérations dentaires, les questions soulevées ont relativement peu d'importance; cependant il peut se rencontrer des conditions dans lesquelles l'atroce douleur déterminée par l'extraction d'une dent suffirait à amener la mort par l'ébranlement nerveux; en tout cas, personne n'aime à endurer des souffrances inutiles et, sans vouloir exagérer les tortures infligées par les dentistes, il est clair que la suppression de ces souffrances inutiles est un bienfait que des millions d'individus ont déjà pu apprécier.

C'est avec une sorte de légitime orgueil que le chirurgien-dentiste considère la question des anesthésiques, car sans le génie expérimental des Drs Wells et Morton, tous deux dentistes américains, nous serions encore dans les ténèbres sur cet important sujet. Comme l'histoire de leur découverte a été souvent écrite et que le but de notre Manuel est essentiellement pratique, nous nous bornerons à la résumer ici pour économiser du temps et de l'espace :

Priestley découvrit le protoxyde d'azote vers la fin du XVIIIe siècle, et, quelques années plus tard, Sir Humphry Davy observa que ce gaz possédait des propriétés anesthésiques; mais on ne paraît pas avoir songé alors à utiliser ces merveilleuses propriétés pour les opérations chirurgicales.

Cette gloire revient au Dr Horace Wells, dentiste du Connecticut, qui, en 1844, essaya le protoxyde d'azote sur lui-même et le fit respirer à un certain nombre de ses clients; mais, au début et avec des appareils imparfaits, les résultats ne furent pas complètement satisfaisants. Aussi les déboires que le monde réserve toujours aux hommes qui proclament des idées nouvelles ou qui essayent de perfectionner des idées anciennes, lui furent-ils largement octroyés. Ce qui est certain, c'est qu'il mourut de désespoir en laissant la découverte dans son enfance.

Alors le Dr Morton, ancien associé du Dr Wells, mais qui n'avait reçu de ce dernier ni conseil ni suggestion quelconque, institua de son côté des expériences sur les animaux et arriva ainsi à la découverte de l'anesthésie par l'éther sulfurique. Cet agent étant trop désagréable à respirer fut remplacé par l'acide chlorique, d'où

M. Waldie, pharmacien de Liverpool, retira le chloroforme, qui fut administré pour la première fois par Sir James T. Simpson, dans l'automne de l'année 1847.

Pendant un temps, le protoxyde d'azote, qui avait eu l'honneur d'entrer le premier en lice, fut éclipsé et presque oublié. Cependant le courant de la mode oscillait entre les deux autres anesthésiques. Le chloroforme l'emporta d'abord sur l'éther, parce qu'il était plus agréable, puis quelques cas de mort effrayèrent le public et l'engouement se porta sur son rival. On proclama l'éther moins dangereux, car loin de déprimer l'action du cœur, il la stimulait. Cela dura jusqu'en 1861, époque où M. Lister (maintenant Sir Joseph), publia dans le *System of Surgery* de Holmes, un article dans lequel il attribuait les dangers du chloroforme à l'omission de quelques précautions simples et faisait valoir l'argument puissan des résultats positifs donnés par l'usage constant du chloroforme à Édimbourg, sans aucun cas de mort. L'école écossaise avait administré le chloroforme sur une compresse, c'est-à-dire sans inhalateur spécial, pendant de nombreuses années, en négligeant complètement le pouls et ne surveillant que la respiration, pour des raisons que nous détaillerons plus loin. (V. la note C dans l'appendice.) Les succès de Syme, de Lister, de Chiene et autres étaient certainement des plus étonnants.

Mais, en 1864, une commission nommée par la Société médico-chirurgicale pour étudier la question, publia dans les *Transactions* de la Société un rapport très favorable à l'éther, qu'elle considérait comme moins dangereux, surtout à cause de son action stimulante sur le cœur.

En 1870, le professeur Lister soutint de nouveau la cause du chloroforme dans une addition à son précédent article. Après neuf autres années d'expériences, il avait encore là bonne fortune de pouvoir déclarer qu'il n'avait perdu aucun malade par le fait de cet agent; il en était de même de M. Syme.

La position du professeur Lister semblait alors très forte. Il expliquait que, grâce à certaines précautions, le chloroforme était pour ainsi dire, inoffensif et, analysant les cas de mort qui avaient jeté le discrédit sur cet anesthésique, il montrait qu'on avait probablement négligé les précautions nécessaires; il décrivait en outre quelques observations dans lesquelles un résultat fatal aurait sans

doute eu lieu, s'il n'avait pas lui-même mis en œuvre les précautions omises par le chirurgien qui administrait le chloroforme.
(V. la note E dans l'appendice.) Enfin, il publiait des cas où les
sujets étaient morts du choc opératoire, alors que quelque accident
avait empêché l'administration de l'anesthésique et où l'opération
avait été exécutée sans lui. Si le chloroforme avait été administré,
on n'aurait pas manqué de l'accuser du dénouement fatal. Il signalait les défauts des théories de ses adversaires, les erreurs de leur
pratique, pour revenir triomphalement aux résultats toujours
heureux de ses partisans.

Pendant cette lutte entre les divers champions du chloroforme et
de l'éther, le protoxyde d'azote, qui avait eu l'honneur d'être l'occasion de la brillante découverte de l'anesthésie, était tombé en désué-
tude et oublié. Il est impossible de dire à qui revient réellement le
mérite de l'avoir tiré de l'obscurité; en Amérique, c'est probablement à Colton; mais, en ce qui concerne l'Angleterre, nous
devons la connaissance de cet agent, une seconde fois, à un dentiste
américain. Le 31 mars 1868, le Dr T.-W. Evans, de Paris l'importa en ce pays et en montra les propriétés anesthésiques à l'hôpital dentaire de Londres; puis il n'épargna rien pour faciliter l'étude
expérimentale de cet agent merveilleux.

La Société odontologique et l'administration de l'hôpital dentaire
s'empressèrent de nommer des commissions, qui devaient agir de
concert et faire un rapport sur la question. Leurs premières conclusions furent très favorables : elles signalaient la rapidité de l'anesthésie (qui arrivait en moyenne au bout d'une minute à quatre-
vingt-une secondes), la rapidité du retour des sujets à la conscience
(deux minutes environ), l'absence d'effets consécutifs, etc.

En novembre 1872, les commissions publièrent leur rapport
complet qui fut également favorable. Le volume des *Transactions*
de la Société odontologique, 1872-73, contient beaucoup de mémoires et de discussions, très intéressants et instructifs, montrant
l'intérêt profond qu'inspirait le sujet du protoxyde d'azote et la
large extension qu'avait prise cet agent pendant les quatre années

---

(1) La date de cet événement est, par un lapsus évident, placée neuf ans
trop tard, dans la *Chirurgie dentaire* de M. Coleman.

écoulées depuis son introduction par Evans. La vogue a continué ; généralement ici le gaz nitreux est préféré à tous les autres anesthésiques pour les opérations dentaires. Wells, qui le premier en fit usage ; Colton, qui le tira de l'oubli, en Amérique, et Evans, qui l'importa chez nous, étaient tous les trois dentistes et Américains. La dette dont nous sommes ainsi redevables à nos confrères transatlantiques pour cette précieuse addition à notre trésor scientifique, est à peine calculable et ne saurait être exagérée.

En 1880, une autre commission, nommée par la *British Medical Association*, publia un rapport sur quelques investigations parfaitement conduites, dont le résultat général fut de montrer que le bichlorure d'éthidène était un excellent agent et que l'éther pouvait s'administrer sous forme concentrée sans aucun effet dépressif sur l'action cardiaque. Le rapport insistait une fois de plus sur les dangers pour le cœur de l'action sédative du chloroforme. Mais Sir Joseph Lister, prenant de noúveau la défense de celui-ci, indiquait dans les expériences de la commission une source d'erreurs qui rendait ce résultat tout à fait sans valeur, parce que le chloroforme avait été administré par un tube fixé dans la trachée, c'est-à-dire sous une forme concentrée, et que le danger qui avait été signalé n'était pas inhérent à une administration méthodique, mais à une expérimentation défectueuse ; nul doute que le chloroforme fût un poison, contre lequel il fallait se mettre en garde par de sages précautions qui le rendaient presque inoffensif.

Inutile de mentionner ici les anesthésiques plus récents et moins connus. On manque encore de données suffisantes pour pouvoir se prononcer sur leurs mérites.

CHAPITRE II

CONSIDÉRATIONS GÉNÉRALES

Avant de commencer l'étude des divers agents insensibilisateurs, communément employés aujourd'hui, il est bon de considérer les effets physiologiques des anesthésiques en général et les précautions que l'on peut considérer comme indispensables à la sécurité des sujets soumis à leur administration.

L'inhalation continue de certaines vapeurs, jouissant de propriétés anesthésiques, paralyse les centres nerveux dans un ordre déterminé :

1° Le *cerveau*, ce qui amène l'abolition des facultés psychiques, la volonté et l'intelligence ;

2° Les *centres sensitifs de la moëlle épinière*, après quoi le mouvement est erratique et ne répond même plus à un stimulus sensitif;

3° Les *centres moteurs de la moëlle épinière*, ce qui amène la perte du mouvement;

4° Enfin, les *centres sensitifs et moteurs du bulbe*, après quoi cessent la respiration, l'action du cœur et toutes les fonctions vitales.

Si l'inhalation s'arrête quand le cerveau seul a été paralysé, l'irritation d'un nerf sensitif produira une action musculaire réflexe, comme l'occlusion de la paupière quand on touche la conjonctive ; mais le sujet a déjà perdu réellement la faculté de sentir, car son cerveau ne perçoit plus le contact et il ne s'en souvient plus, mais son appareil réflexe est encore intact. Si l'on pique le doigt du sujet, il le retirera inconsciemment ; si on lui cause une violente douleur, il luttera mais toujours sans en avoir conscience. La manière même dont il se défend prouve que ses mouvements ne sont pas sous le contrôle de l'organe cérébral ; il fera des actes dont il n'est pas responsable, qu'il ne ferait pas si son cerveau était normal, et dont il ne se souviendra jamais parce qu'ils n'ont pas laissé de traces dans le centre intellectuel. La lutte ou les cris peuvent être parfaitement isochrones à la blessure, mais en dehors d'un petit nombre d'actions habituelles, il ne se produit rien de particulier à l'individu, rien dans ce qu'il fait n'est dirigé par sa volonté.

A une période plus avancée, la connexion entre les centres sensitifs et moteurs est rompue; tout mouvement produit alors est absolument indépendant des lésions; il est tout à fait désordonné et irrégulier; il peut survenir de l'agitation dans les extrémités, de l'opisthotonos, des mouvements des globes oculaires et beaucoup d'autres phénomènes musculaires, mais tous sont absolument indépendants de ce que l'on fait au sujet.

L'inhalation se produisant encore, les centres moteurs sont envahis à leur tour et rien ne fonctionne plus que les centres cardiaque et respiratoire; plus d'autres mouvements que celui qui est essentiel à la vie. C'est le moment le plus favorable à l'opération.

Les divers centres recouvrent leurs propriétés dans l'ordre inverse (1).

Avant de soumettre un sujet à l'anesthésie pour une opération prolongée, il est certaines règles importantes à observer en ce qui concerne la prise de substances alimentaires et stimulantes. Ici, je

---

(1) M. Ch. Richet publie en ce moment, dans la *Revue scientifique*, une étude remarquable sur la toxicologie. Nous lui empruntons le passage suivant relatif à l'action toxique du chloroforme, qu'il prend pour type des anesthésiques : « Le chloroforme a pour premier effet de provoquer l'ivresse, alors que toutes les autres fonctions organiques sont respectées. Vertige, hallucinations, délire, amnésie, tels sont les premiers effets du chloroforme, et ils démontrent que le poison a agi sur les cellules nerveuses de la couche corticale encéphalique. Or, les autres fonctions sont inaltérées, le pouvoir réflexe est intact, l'innervation du cœur et de la respiration n'est pas modifiée, les nerfs agissent très bien sur les muscles. Donc l'ivresse chloroformique, qui est le premier symptôme de l'action du chloroforme, indique que l'affinité élective du chloroforme porte surtout sur les couches corticales du cerveau.

Ainsi, dans la hiérarchie des tissus, nous devons considérer la substance grise intellectuelle comme étant la plus sensible, au moins à l'action du chloroforme.

Mais il y a en toxicologie une règle absolue qu'on oublie trop souvent : c'est que toute action toxique destructive est précédée d'une action toxique excitatrice, plus ou moins longue, plus ou moins

ne crois pouvoir mieux faire que d'emprunter le passage suivant à M. Braine :

« Tout en recommandant fortement la vacuité de l'estomac, je ne voudrais pas que le sujet défaillît faute de nourriture. Si l'opération doit avoir lieu avant 9 heures 1/2 du matin, on ne donnera aucun aliment ; mais on pourrait permettre une tasse de thé ou de chocolat vers 7 heures, si le sujet en a l'habitude, parce que cette omission l'exposerait au danger indiqué plus haut. L'opération est-elle pour 11 heures 1/2 à 2 heures, on tolèrera un léger déjeuner vers 8 heures, en supposant que ce soit le moment habituel de ce repas pour le sujet ; mais dans le cas où il ne déjeunerait ordinairement que de 9 heures 1/2 à 10 heures, il devrait se borner à prendre une petite soupe ou une tasse de bouillon trois heures

---

stable. Une cellule qui meurt par un poison, avant de mourir, est stimulée dans son action. Le chloroforme, qui abolit la fonction intellectuelle, commence par la stimuler. De sorte qu'il y a deux périodes dans l'intoxication chloroformique : d'abord une période d'excitation et de délire, et plus tard une période d'abrutissement et de stupeur.

Après la période d'excitation cérébrale survient la période de stupeur. Mais alors il y a déjà d'autres cellules nerveuses qui sont empoisonnées ; ce sont celles de la moëlle épinière, et quand la partie intellectuelle est tout à fait détruite par le poison, les éléments de la moëlle qui président aux actions réflexes sont déjà notablement paralysés.

En même temps les fonctions de nutrition sont atteintes, c'est-à-dire que ceux des éléments de la moëlle qui stimulent les actions chimiques des tissus n'envoient plus leur stimulation. Alors toutes les actions chimiques des tissus sont ralenties ; alors la température baisse, la consommation d'oxygène diminue, la production d'acide carbonique est presque nulle.

A cette dose, les muscles sont intacts ; l'innervation cardiaque est inaltérée, l'innervation respiratoire persiste et le bulbe continue à ordonner les mouvements rythmiques de l'inspiration. Mais c'est avec plus de lenteur et déjà on peut prévoir, qu'avec une dose plus forte, ces divers éléments nerveux vont, à leur tour, subir l'action du poison.

En effet, dans une troisième période, la respiration s'arrête par suite de la suppression de l'influx bulbaire ; et, si l'on continue à

avant l'opération. Il ne faut jamais tolérer de repas avant l'heure habituelle, car alors la digestion ne se fait pas, et l'opération est toujours suivie de vomissements. Si l'opération est pour l'après-midi, le sujet déjeûnera modérément et prendra une soupe ou une tasse de bouillon à midi. Il ne faut pas l'exposer à tomber en faiblesse, et au besoin l'on combattrait cette tendance par l'administration d'un peu d'eau-de-vie coupée d'eau. »

Un grand avantage de l'heure matinale pour l'administration de l'anesthésique, c'est de laisser moins de temps au sujet pour se préoccuper et s'effrayer de l'opération qu'il doit subir.

Une sage précaution pour toutes les parties en jeu, c'est que la vessie et le rectum soient vides avant d'administrer l'anesthésique.

La personne chargée de cette administration ne doit jamais

---

faire la respiration artificielle en introduisant encore dans l'organisme de nouvelles quantités de chloroforme, on voit la mort du cœur survenir. Il s'arrête en diastole, et ce sont les ganglions cardiaques qui ont perdu leur activité. Cependant, même à cette dose, quoi qu'on en ait dit, les terminaisons du pneumogastrique dans le cœur sont encore excitables; et j'ai pu, sur des chiens profondément chloroformés, ralentir ou arrêter le cœur par l'excitation du pneumogastrique.

Les terminaisons des nerfs dans les muscles ne sont pas tout à fait détruites; mais elles sont atteintes. En administrant des doses notables de chloroforme à des écrevisses, j'ai nettement constaté des modifications de la courbe myographique, et la secousse musculaire était devenue celle d'un muscle curarisé.

A dose plus forte encore, le chloroforme agit sur la fibre musculaire elle-même, coagule la myosine et produit la rigidité cadavérique.

Pour résumer, le chloroforme agit :

D'abord sur les cellules nerveuses corticales de l'encéphale ;

Puis sur les cellules nerveuses de la moelle qui président aux réflexes et aux actions chimiques ;

Puis sur les cellules nerveuses respiratoires du bulbe ;

Puis sur les cellules nerveuses terminales du cœur ;

Puis sur les cellules terminales des muscles striés ;

Enfin sur les muscles.

(Note du traducteur.)

manquer de voir si le sujet a dans la bouche une pièce de prothèse et de l'enlever, à moins qu'il ne s'agisse d'un râtelier complet, avec ressorts, car celui-ci est trop volumineux pour tomber dans la gorge. Dans un cas dentaire, l'opérateur connaîtrait certainement à l'avance cette particularité.

Avant de commencer, il importe encore que l'anesthésiste essaye sur lui-même l'embouchure, afin de s'assurer qu'elle fonctionne bien.

En cas de syncope, quelques bouffées de nitrite d'amyle seraient un excellent moyen à employer.

Enfin l'anesthésiste doit toujours être pourvu d'une pince pour la langue, d'une pince à pansements, d'un bistouri et d'un tube à trachéotomie, d'une sonde œsophagienne, de capsules de nitrite d'amyle, d'eau de Cologne et d'écarteurs des mâchoires. Les diverses ièces de ce petit arsenal sont figurées dans l'appendice.

CHAPITRE III

PROTOXYDE D'AZOTE

Pour les opérations de courte durée et, par conséquent, pour presque toutes celles qui sont du domaine de l'art dentaire, le protoxyde d'azote est le meilleur anesthésique que l'on connaisse aujourd'hui. Ses effets consécutifs sont ordinairement si légers qu'ils sont à peine dignes de considération. L'administration n'entraîne pour ainsi dire aucune gêne pour le sujet, sauf dans quelques cas rares. Enfin, le danger pour la vie est si minime qu'on peut affirmer que, en supposant l'existence d'une lésion cardiaque capable de rendre le protoxyde d'azote dangereux, dans un cas semblable, toute opération, même l'extraction d'une dent *sans l'aide d'un anesthésique*, serait encore plus redoutable. En d'autres termes, toute opération de courte durée est moins dangereuse pour la vie quand on l'exécute avec le secours du gaz nitreux que lorsqu'on n'emploie pas l'anesthésique.

Le Dr Snow a dit que tout cas réclamant une opération exige un anesthésique, et ce mot est à peine exagéré. Naturellement, s'il existait une condition telle que le fait de s'asseoir un peu plus haut ou plus bas qu'on ne s'y attendait amènerait la mort par ébranlement nerveux, un sujet ainsi affecté *pourrait* succomber sous l'influence du gaz ; mais il faut se rappeler que, dans un cas de ce genre l'extraction d'une dent sans l'agent insensibilisateur causerait certainement la mort. Le protoxyde d'azote, administré convenablement par un spécialiste qui donne son attention entière et sans partage à l'anesthésie, *n'augmente pas*, mais atténue le danger pour la vie, en supposant que ce danger accompagne l'extraction d'une dent. Personne ne redoute sérieusement un tel risque dans une semblable opération, cependant il est difficile de concevoir un choc plus aigu. Il y a plusieurs conditions du cœur qui rendent un choc de n'importe quel genre excessivement dangereux, conditions sérieuses et cependant non soupçonnées, dans lesquelles le cœur n'a plus la résistance voulue, comme dans les cas de dégénérescence graisseuse, d'altérations valvulaires, etc. La vie ne tient alors qu'à un fil, car il suffit de la moindre augmentation des battements cardiaques, ou du plus petit accroissement de la pression sanguine, pour obliger l'organe déjà affaibli à faire un effort désespéré, où il échoue, et qui détermine la mort. J'ai connu des personnes qui ont succombé, dans ces conditions, rien qu'en essayant de sortir de leur lit ; il est très probable que, en pareil cas, l'extraction d'une dent serait suivie d'une mort instantanée, mais le danger de mort serait diminué par l'administration du protoxyde d'azote.

La première fois que l'on proposa d'administrer le chloroforme à Édimbourg, M. Simpson qui devait le donner, ne put se trouver au rendez-vous ; on décida de procéder à l'opération sans l'anesthésique et le sujet mourut à la première incision. Le chloroforme aurait peut-être prévenu le choc fatal, mais n'aurait certainement ajouté aucun risque à l'opération, bien que s'il eût été administré et que la mort se fût produite, on n'eût pas manqué de rejeter tout le tort sur l'anesthésique.

Le nombre des existences sauvées, par le moyen des anesthésiques, d'une mort presque certaine comme conséquence du choc, est probablement considérable ; tandis que parmi les cas de morts survevenus durant l'anesthésie artificielle il en est à coup sûr plusieurs qui auraient eu lieu infailliblement en l'absence de tout anesthésique ; ces accidents fatals se sont produits, non comme suite, mais *en dépit* de l'agent insensibilisateur.

Il importe toutefois d'observer que ce qui précède suppose une *administration judicieuse et méthodique* de l'anesthésique. Les règles de cette administration sont en petit nombre, mais elles sont toutes essentielles et il suffit de la négligence d'une seule pour faire apparaître l'élément de danger fatal et pour que la sécurité du sujet cesse d'être assurée. Quelques-unes de ces précautions essentielles sont bien souvent omises, par ignorance ou incurie, et pourtant on n'a eu que très rarement à en déplorer des résultats fâcheux, mais chaque fois, un risque complètement inutile a été couru ; le sujet s'était trouvé, heureusement sans le savoir, à deux doigts de la mort, tandis que l'opérateur n'évitait que par hasard un événement des plus pénibles.

C'est la nature exacte de ces quelques précautions indispensables que je désire exposer clairement au lecteur, et c'est là le but principal de mon travail.

En premier lieu, la personne chargée de l'administration du gaz ne doit avoir rien autre chose à faire durant l'opération.

Toute son attention doit se concentrer, depuis le commencement jusqu'à la fin, sur l'état du sujet. Il faut que personne ne lui parle et ne la dérange. Jamais l'opérateur ne doit, sous aucun prétexte, administrer lui-même l'anesthésique ; cette manière de procéder comporte un danger qui ne saurait être exagéré. On a vu un malade mourir pendant une extraction dentaire *sans que l'opérateur s'en aperçut ;* son attention avait été complètement absorbée par l'opération et il ne se doutait pas que son client avait succombé. Il y a dans ce fait quelque chose de terriblement pénible quand on songe que s'il y avait eu un anesthésiste compétent pour surveiller le cas, il aurait arrêté l'opération, attiré la langue en avant, forcé le sujet de faire une inspiration profonde et que tout se serait, très probablement, bien passé. Quand des accidents, dangereux pour la vie, surviennent pendant l'administration du protoxyde d'azote ou de tout autre anesthésique, il suffit presque toujours pour en triompher, d'attirer la langue en avant et de recourir au nitrite d'amyle dans les quelques secondes qui suivent l'apparition des troubles positifs dans l'acte respiratoire ; mais si la seule personne présente est occupée à la dent, la respiration peut s'embarrasser au point de déterminer facilement la mort en l'absence d'un secours immédiat. Il faut donc poser comme principe inviolable la nécessité d'une personne pour administrer le gaz et d'une seconde pour extraire la dent et quiconque court le risque d'accomplir à lui seul les deux opérations est non seulement sans excuse suffisante, mais encore fortement à blâmer lorsqu'il survient un accident.

Deuxièmement : L'anesthésiste doit surveiller la respiration du sujet avec une vigilance constante et soutenue.

Il ne doit jamais se fier au pouls comme moyen capable de lui révéler un danger possible. Les résultats d'innombrables expériences, conduites avec soin par des commissions diverses et des savants non officiels signalent ce fait capital que, lorsqu'on pousse l'inhalation du protoxyde d'azote assez loin pour produire la mort, la respiration s'arrête un certain temps avant l'action du cœur ; et en outre, que la respiration artificielle réussit généralement à rappeler les animaux à la vie, quand on y a recours aussitôt après la suspension de la respiration naturelle. Si donc on ne surveille que le pouls, le premier signe du danger peut être la mort du sujet, car, sous peine de venir presque toujours trop tard, il faut que les secours arrivent *avant* l'arrêt du pouls (1).

Il est naturellement nécessaire que l'administrateur du gaz soit familiarisé avec les phénomènes qui accompagnent l'anesthésie normale et avec les faits insolites qui peuvent causer de l'inquiétude

Les phénomènes normaux sont quelque peu variables, mais voici une description qui peut être considérée comme plus ou moins typique :

Après neuf ou dix respirations profondes, sa face devient pâle ou bleuâtre, puis prend une teinte un peu plus foncée ; il survient souvent des tressaillements dans les doigts (*subsultus tendinum*) ; on peut toucher la conjonctive sans que les paupières se ferment. Les deux ou trois dernières inspirations s'accompagnent de stertor, non pas du stertor palatin du ronfleur habituel, qui chez les sujets enclins à ce phénomène, continue pendant toute la durée de l'administration, mais du vrai stertor laryngien décrit par Lister. C'est un mélange d'étouffement, de gargouillement et de bruit muqueux, ressemblant exactement à la respiration d'une personne après une immersion prolongée sous l'eau. Ce stertor n'existe pas toujours, mais peu s'en faut et il constitue l'un des signes les plus sûrs de l'anesthésie complète (2). On enlève donc alors l'embouchure, le bruit stertoreux persiste, les lèvres deviennent bleuâtres, les globes oculaires se retournent et dans quelques cas font légèrement saillie en dehors. Puis la respiration devient plus tranquille, le stertor disparaît, la coloration normale revient et avec elle la conscience.

L'altération de couleur manque quelquefois complètement, et l'on voit des sujets devenir absolument insensibles, sans présenter la moindre teinte bleuâtre.

Il y a de petites particularités insignifiantes dans presque chaque cas, mais elles ne méritent pas qu'on s'y arrête, et la description ci-dessus est à peu près générique. L'aspect du sujet est très alarmant quand on n'y est pas habitué, mais les phénomènes s'éva-

---

(1) Voir à l'appendice les notes C et E.

(2) Nous étudierons plus loin les conditions anatomiques de ces phénomènes.

nouissent aussi rapidement qu'ils apparaissent, et ne laissent à leur suite aucun effet consécutif, comme les vomissements, la céphalalgie, tandis que l'anesthésie dure suffisamment pour les opérations dentaires, sauf dans quelques cas rares où l'on a besoin de donner un peu d'éther pour la prolonger.

Examinons maintenant les détails anatomiques et physiologiques des phénomènes décrits plus haut.

La *lividité* n'est pas due à une congestion veineuse, mais au défaut d'oxygénation du sang. La paupière ne se ferme pas quand on touche la conjonctive ; c'est là l'indice d'une paralysie de l'action réflexe (1), et par conséquent la preuve qu'on n'a pas à craindre une résistance inconsciente.

Le *stertor laryngien* résulte de la vibration des replis muqueux aryténo-épiglottiques qui se rapprochent l'un de l'autre et de la base de l'épiglotte, rapprochement qui diminue l'orifice des voies respiratoires en ce point (2).

Ce rapprochement des replis aryténo-épiglottiques finirait, si l'on poussait l'anesthésique, par amener l'obstruction complète du conduit aérien, et il est d'une importance capitale de bien comprendre la nature de cette obstruction et de ne pas la confondre avec l'occlusion de la partie supérieure des voies respiratoires par le refoulement de la langue ou le repliement de l'épiglotte en arrière. Il importe d'insister sur la différence exacte qui distingue ces obstructions parce que la vie du sujet dépend de la connaissance précise de ce qu'il y aurait à faire s'il survenait un accident de ce genre, lequel peut se produire, *sans le stertor prémonitoire*.

L'obstruction causée par le refoulement de la langue en arrière et l'application consécutive de l'épiglotte sur l'orifice supérieur, céderont à la traction de la langue en avant jusqu'à ce que la pointe

---

(1) Cette paralysie n'a rien de commun avec celle de la sensibilité générale, qui se produit plus tôt. Le sujet n'a pas conscience du contact du doigt quand il ferme les paupières, mais son appareil réflexe étant encore en éveil, le stimulus produit la réaction ordinaire. S'il y avait véritablement conscience, la paupière se fermerait avant l'attouchement de la conjonctive.

(2) Le roulement ordinaire résulte de l'agitation du voile du palais, et n'a pas de signification quelconque.

vienne saillir entre les dents ; mais l'obstruction résultant du rapprochement des replis aryténo-épiglottiques, n'est pas affectée directement par la position de la langue, car elle peut, aussi bien que le stertor dû à la vibration des replis, se produire quand la langue est avancée au maximum. Cependant quand celle-ci se trouve déjà aussi en avant que possible, si on la tire de force contre les dents bien que l'os hyoïde et l'épiglotte ne bougent pas parce qu'ils sont arrivés à leur limite extrême, — une action réflexe, s'exerçant par l'intermédiaire du système nerveux (1), fait écarter les replis et laisse un libre passage à l'air. Ce mouvement a lieu en vertu d'un stimulus, reçu par le système nerveux, quand la langue est tirée contre les dents, à un degré qui, sans le secours d'un anesthésique, déterminerait de la douleur.

Quand l'obstacle à la respiration, déterminé par le rapprochement mutuel de ces replis membraneux, arrive à l'état d'obstruction complète, les mouvements respiratoires du thorax ne cessent pas nécessairement, mais deviennent plutôt plus saccadés et irréguliers. Il y a là, pour une personne ignorante, une source de dangers de deux manières différentes, — 1° parce que les mouvements de la poitrine peuvent laisser croire à l'administrateur du gaz que la respiration continue (2) ; 2° parce que, un violent effort respiratoire, soit d'inspiration, soit d'expiration, quand les voies aériennes sont fermées, a de la tendance à arrêter l'action du cœur (3), et cette tendance s'exagère alors par le fait que le mouvement cardiaque est légèrement affaibli à cette phase de l'anesthésie. Il est donc de la plus grande importance de s'assurer, par les mouvements de dilatation et de contraction du sac supplémentaire (4) si la respiration se poursuit réellement et, dans le cas où elle s'arrêterait, il faudrait interrom-

---

(1) On ne connaît pas bien la nature de cette action réflexe et l'on ne saurait dire si elle provoque un relâchement ou une contraction musculaire, mais cela n'importe pas beaucoup pour l'instant.

(2) Lister rapporte un cas dans lequel l'anesthésiste ne s'aperçut nullement de l'obstruction totale du larynx, en croyant à tort que la respiration continuait sous prétexte qu'il voyait des mouvements du thorax. (Holmes, *Syst.*, 3° édit., vol. III, p. 606.)

(3) Huxley explique ce phénomène dans ses *Éléments de Physiologie*.

(4) Voir à l'appendice la figure 4.

pre l'administration du gaz et attirer fortement la langue en avant avec des pinces (sans craindre de blesser cet organe, car cette lésion insignifiante aiderait probablement le stimulus réflexe).

La précaution que nous avons à recommander ensuite, sans être aussi essentielle, a pourtant encore de l'importance, puisque l'on peut démontrer que dans certains cas sa négligence a amené des résultats fatals ; et, en outre, il est parfaitement possible que quelques cas de mort inexpliqués, pendant l'anesthésie chloroformique ou autre, aient été causés par cette même négligence. La précaution dont nous voulons parler consiste *à ne jamais opérer un sujet qui n'est pas complètement anesthésié*, à ne pas commencer l'opération avant d'avoir atteint l'insensibilisation pleine et entière, ni à poursuivre quand les effets de l'anesthésie commencent à se dissiper. Le Dr Lauder Brunton a démontré que pendant l'anesthésie incomplète, il suffit d'un très léger choc pour arrêter l'action du cœur, même quand les battements en sont normaux, vigoureux et que sa structure est parfaitement saine ; voici les raisons physiologiques de ce phénomène :

L'action du cœur est accélérée par les nerfs vaso-moteurs et refrénée par les pneumo-gastriques ; or, dans une opération douloureuse, comme l'extraction d'une dent, l'irritation se transmet par la cinquième paire aux centres nerveux, à celui du nerf pneumo-gastrique et au centre vaso-moteur et, les deux effets se contrebalançant, le cœur ne se trouve pas influencé. Mais quand on donne un anesthésique, le centre vaso-moteur se paralyse avant le centre du pneumo-gastrique et, par suite, le nerf d'arrêt reste seul actif pendant quelques instants, de sorte qu'un choc transmis par la cinquième paire produirait ou une extrême dépression ou la suspension de l'action cardiaque. Au contraire, dans l'anesthésie complète, les deux centres nerveux en question ont perdu leur sensibilité réflexe et l'irritation n'a plus d'effet ni sur l'un ni sur l'autre. Ajoutons que le péril est moins grand avec le protoxyde d'azote qu'avec les autres anesthésiques, parceque, en amenant le sang artériel à l'état veineux, il le dispose à agir ainsi comme un stimulant du centre vaso-moteur et réduit considérablement le danger de la syncope.

Mais, en dehors de la question du danger il est toujours peu judicieux de continuer une opération douloureuse quand le malade revient à lui, car on détruit ainsi la confiance du sujet en l'anes-

thésique et trop souvent le protoxyde d'azote a été blâmé et discrédité alors que toute la faute venait du zèle excessif de l'opérateur
qui pour vouloir trop faire en une seule séance et ne sachant pas
s'arrêter à temps, finissait par infliger des souffrances, dont le souvenir ne se perd pas, sans parler des risques dont nous parlions
plus haut.

Pour résumer ce qui précède : si l'administrateur consacre son
attention entière et sans partage à là respiration du sujet (en ayant
soin, en cas d'arrêt, de cette fonction, d'enlever l'embouchure,
d'attirer fortement la langue en dehors et, au besoin, de recourir
à la respiration artificielle) et si l'opération s'exécute durant une
anesthésie pleine et parfaite, l'anesthésie par le protoxyde d'azote
de durée suffisante pour l'extraction d'une dent, ne comporte pas le
moindre danger.

Précautions de moindre importance.

Pendant l'administration du protoxyde d'azote, il est encore nécessaire d'observer quelques points d'importance pratique pour le
bien-être de l'opérateur et du sujet, mais dont la négligence n'entraînerait point de conséquences bien graves.

Silence. — Un fait curieux, récemment signalé par M. Braine,
c'est qu'à un certain moment de l'administration du gaz, le sens de
l'ouïe acquiert une acuité morbide ; le tic-tac d'une montre, à peine
perceptible avant le début de l'anesthésie, devient très distinct et
très fort pendant l'inhalation ; le plus léger chuchotement est entendu par le patient qui en conserve le souvenir, tandis que le
sentiment de la douleur est amorti, et l'on rencontre souvent des
sujets capables de répéter ensuite des remarques faites avant l'extraction de la dernière dent, bien qu'ils fussent insensibles à la
douleur de l'opération elle-même. Cette acuité morbide de l'ouïe
peut aisément expliquer l'excitation qui accompagne quelquefois le
début de l'inhalation, et le commencement du retour à la conscience. On n'observe jamais de lutte durant l'anesthésie profonde ;
il survient parfois de l'opisthotonos, qu'il ne faut pas naturellement
confondre avec le phénomène d'excitation dont nous parlons, quoique l'un et l'autre présentent les mêmes inconvénients. Quand on
rencontre des sujets qui se débattent, poussent des cris bruyants,

font des gestes menaçants, c'est généralement chez des personnes adonnées à l'alcool, et au moment où elles reviennent à elles. « On peut s'attendre à de pareils phénomènes avec des sujets à face colorée et dont les capillaires sont dilatés ; mais ils ne dépendent pas simplement de la présence de l'alcool, car on a vu le protoxyde d'azote administré à des individus partiellement intoxiqués, sans qu'il se produisît la moindre excitation. »

Il faut éviter de contenir le sujet par des moyens exagérés, parce qu'ils suffisent souvent à amener cette excitation. Le mieux est d'être sur le qui-vive et de se tenir prêt à toute éventualité, sans maintenir de force le patient avant qu'il devienne violent.

Il est donc sage d'observer un silence absolu, en se rappelant qu'au moment qui précède l'anesthésie l'ouïe ne s'affaiblit pas, mais, au contraire, acquiert une acuité plus grande pour les bruits de toute nature. Ce serait surtout une sottise de s'entretenir alors soit du patient, soit de l'opération. Beaucoup de personnes redoutent que l'on commence avant qu'elles soient complètement sous l'influence du gaz et craignent de souffrir. Leur appréhension tient peut-être à ce que, dans une autre occasion, l'administrateur, par défaut d'expérience ou de timidité leur ayant donné une dose insuffisante, elles se rappellent *avoir alors senti quelque chose* et *avoir tout entendu, sans pouvoir faire un mouvement* (comme elles disent souvent) ; ou bien leur imagination a été montée par le récit quelque peu fantastique d'une autre personne. Quoi qu'il en soit, en pareil cas, il suffit du bruit d'un instrument, d'une observation relative à l'état du sujet, aux difficultés du cas, au mode opératoire ou à toute autre chose de ce genre pour terrifier le patient encore à moitié endormi, qui se livrera alors à des mouvements désordonnés et que l'on ne parviendra jamais à persuader qu'il n'a pas souffert. Ces troubles imaginaires peuvent même arriver à un degré assez amusant : On cite, par exemple, une personne ayant déclaré qu'*elle avait senti toute la douleur* et *avait vu sa dent extraite*, alors qu'en réalité le glissement brusque du bâillon et l'occlusion de la bouche avaient empêché l'opérateur de faire quoi que ce fût. Il importe donc d'observer un silence absolu jusqu'à ce que l'anesthésiste indique à l'opérateur qu'il va enlever l'embouchure. Cette indication doit toujours être donnée un instant auparavant, pour éviter toute perte de temps.

Enlèvement des pièces de prothèse, ou de toute autre chose capable d'être avalée, comme une chique de tabac, une dent à pivot, etc· Le danger de laisser de semblables objets dans la bouche est suffisamment évident, mais l'accident ne saurait guère se produire dans la pratique dentaire, car il est présumable que l'opérateur est déjà instruit de la présence d'un râtelier, etc. On peut faire une exception pour les séries complètes avec ressort, parce que leur volume ne leur permet pas de traverser l'isthme du gosier. Le seul point à recommander ici, c'est de *toujours examiner la bouche du sujet sans le lui demander.*

En ce qui concerne l'état de vacuité de l'estomac, ce n'est pas une chose bien importante dans l'anesthésie par le protoxyde d'azote, et nous y reviendrons à propos du chloroforme. Il nous suffit de dire ici que l'estomac ne doit pas être plein, que le sujet ne doit pas être exposé à s'évanouir par défaut de nourriture et qu'il faut interdire les stimulants avant l'opération.

Ces trois conditions sont faciles à remplir lorsqu'on peut choisir le moment de l'opération, ce qui n'est pas toujours le cas dans la pratique dentaire, mais cela n'a guère d'importance pour une anesthésie d'aussi courte durée ; toutefois, on fera bien, pour le bien-être ultérieur du sujet, de se conformer, autant que possible, à la règle suivante : Administrer le gaz à une heure où l'estomac doit naturellement se trouver vide, sans omettre un repas habituel pour ne pas exposer le sujet à défaillir ; on pourrait choisir, par exemple, le temps qui précède le déjeuner ou trois heures et demie après. Il n'est pas sage de changer les heures du repas. Pour ceux qui font une légère collation à une heure, trois heures et demie ou quatre heures, serait un moment convenable pour l'anesthésie; mais le moment le meilleur sans contredit est avant le déjeuner, parce que les personnes timorées ont moins le temps de s'effrayer et de se préoccuper de l'opération, que l'estomac est vide naturellement et que l'organisme est calme et reposé.

Relativement à la pénétration de l'air avec le gaz pendant l'inhalation, il vaut mieux l'empêcher, non pas parce que ce mélange amène de l'excitation, mais parce que l'air atténue l'effet du protoxyde d'azote et même l'anéantit complètement. (M. Braine a souvent démontré ce fait en donnant, avec intention, l'air et le gaz ensemble ou alternativement, sans produire la moindre excitation.)

Avec une bonne embouchure garnie d'un coussin à air parfaitement étanche, il n'est guère possible qu'il entre beaucoup d'air avec le gaz, à moins que le sujet ne porte de la barbe, cas auquel il faut savonner celle-ci.

L'examen préalable des organes thoraciques est recommandé par M. Braine pour deux raisons : 1° parce que, en cas d'accident, on ne manquerait pas de demander à l'anesthésiste s'il avait examiné parfaitement le patient, et que cette négligence entraînerait sa responsabilité ; 2° parce que souvent, le sujet est rassuré par le simple fait de l'examen ; tout client, en effet, croit avoir quelque chose de particulier, et il est bon de dissiper ses doutes sur ce point.

D'un autre côté, sir Joseph Lister omet systématiquement un semblable examen, comme ayant de la tendance à effrayer le sujet et à lui faire songer à des dangers qui n'existent pas.

Nous avons déjà vu que l'examen n'offre pas d'avantage *réel*, c'est-à-dire qu'il ne peut nous révéler rien qui soit capable d'empêcher l'administration du gaz ; il est utile ou nuisible selon qu'il rassure ou alarme le sujet, voilà tout. Cela étant, c'est au tact de l'anesthésiste à décider ce qu'il conviendra de faire. Toutefois, la majorité des clients seraient plutôt rassurés qu'effrayés en apprenant qu'ils n'ont aucune anomalie, car la plupart s'imaginent avoir une maladie de cœur ou quelque autre chose, et l'examen consiste simplement à placer un instant l'oreille sur la région cardiaque. — Il y a un avantage incontestable à faire faire aux sujets quelques respirations profondes, afin qu'ils comprennent bien ce que c'est que de respirer régulièrement et profondément, et qu'on ne leur demande rien d'extraordinaire. En l'absence de quelques instructions préliminaires de ce genre, des personnes nerveuses et excitables occasionneraient souvent, pour elles-mêmes et pour les assistants, de grands troubles inutiles en respirant d'une manière particulière : les unes haletant et soufflant très vite, de façon à s'exciter ; d'autres, retenant leur respiration et éprouvant un sentiment très pénible de suffocation, ce qui conduit généralement à des efforts désespérés pour éloigner l'embouchure, et, pendant ce temps, la tête se déplace, il devient impossible d'éviter le mélange d'air avec le gaz, et, par suite, l'anesthésie est plus longue à obtenir. En pareil cas, il est encore bon de faire respirer de l'air pur à travers l'appareil pendant quelques inspirations.

Il faut encore veiller à ce que les vêtements soient suffisamment desserrés pour assurer une respiration libre et entière.

Quelques personnes se plaignent d'effets consécutifs désagréables provenant de ce qu'elles ont respiré le gaz avec un inhalateur qui a déjà servi pour l'éther; pour obvier à cet inconvénient, on peut employer un appareil spécial quand on n'a besoin que du protoxyde d'azote.

La règle du silence doit encore être observée au moment du réveil, pour éviter que le sujet s'excite ou garde le moindre souvenir de l'opération; puis, pour favoriser le crédit de l'anesthésique, il importe de ne pas réveiller brusquement le sujet; il faut le laisser absolument tranquille pendant au moins une demi-minute après l'extraction, surtout s'il s'est débattu pendant l'opération; on se gardera de retirer le bâillon, de toucher la tête du sujet et de lui dire un seul mot. Car c'est justement pendant les dernières secondes que les rêves et les sensations illusoires se produisent. On voit souvent des personnes lutter et essayer de saisir les mains de l'opérateur à la fin de l'extraction, bien qu'au bout de quelques secondes de silence absolu elles reviennent à elles en ne se souvenant de rien; or, si elles avaient été réveillées brusquement, il est très probable qu'elles auraient conservé le souvenir d'un sentiment de lutte et de contrainte, augmenté de phénomènes imaginaires résultant d'un état de demi-rêve.

Parlons maintenant des divers états pathologiques qui seraient, soi-disant, des contre-indications à l'emploi du protoxyde d'azote.

Nous pourrions nous borner à dire d'une façon générale que, pour toutes les petites opérations, n'excédant pas deux à trois minutes de durée, il est presque toujours préférable de donner le gaz, peu importe la condition du sujet; en fait, il est très peu d'états de santé ou de maladie qui contre-indiquent cette anesthésie.

Mais il vaut mieux passer en revue quelques complications qui passent pour exercer une influence funeste et même contre-indiquer l'administration des agents anesthésiques.

Les *maladies du cœur* ne s'opposent pas à l'emploi du protoxyde d'azote. On a dit qu'un cœur affaibli par la dégénérescence graisseuse exposait les sujets à quelque risque, mais on n'a jamais rapporté un seul cas fatal à cette cause. Il y a plus : comme il est impossible de diagnostiquer cet état pendant la vie, il est futile de s'en occuper. Les lésions organiques n'ajoutent aucun danger quelconque pour les sujets.

La *grossesse* ne constitue pas un obstacle à cette anesthésie « même au terme de huit mois ».

Lactation. — Cette fonction n'est pas affectée par le gaz, mais peut se trouver entravée par le choc d'une extraction exécutée sans protoxyde (1).

La *menstruation* ne contre-indique nullement l'anesthésie et n'est pas une raison pour différer l'opération.

Syncope. — Après une perte considérable de sang, l'anesthésie se produit très rapidement, et, en pareil cas, il faut surveiller attentivement le sujet.

L'*anévrisme* est une condition dans laquelle tout effort doit être évité ; nous en dirons autant de la *hernie*. On se gardera donc de lutter contre un malade qui se débat. Il vaudrait mieux laisser le sujet retirer l'embouchure et parler que de le contenir de force ; il est généralement aisé de le rassurer et de recommencer l'inhalation.

Les *complications rénales* n'ont aucune importance dans l'administration du protoxyde d'azote.

L'*hystérie* ne présente pas de difficultés particulières, mais réclame surtout du sens commun de la part des assistants.

Les *sujets apoplectiques*, c'est-à-dire à cou volumineux et court, à facies sanguin, exigent un peu de soin. Il faut leur laisser le cou libre et parfaitement dégagé et leur incliner la tête plutôt en arrière qu'en avant ; en abaissant le menton vers la poitrine, on s'expose à comprimer les veines du cou et à empêcher le libre retour du sang venant de la tête. Dans les cas semblables, de violents efforts entraînent aussi un certain risque.

Les *phtisiques* à lésions étendues sont exposés à un danger spécial entre les mains d'un administrateur inexpérimenté. « Chez eux, l'anesthésie s'accentue après l'enlèvement de l'embouchure. »

-----

(1) Braine. Voir la note F, à l'appendice.

Aussi faut-il leur donner moins de gaz et ne pas aller jusqu'à l'insensibilité complète.

La *chorée*, l'hémiplégie et l'épilepsie ne doivent nullement préoccuper, car ces maladies n'ont aucune influence sur les résultats de l'anesthésie proto-azotée. M. Braine a même rapporté un cas dans lequel le gaz fut administré à un enfant *durant une attaque d'épilepsie* sans conséquences insolites.

Le *grand âge* du sujet ne constitue pas une contre-indication, sauf dans les cas d'ivrognes invétérés où l'état athéromateux des vaisseaux peut rendre les efforts dangereux, et l'on sait que le seul fait de l'alcoolisme prédispose à l'agitation.

RÉSUMÉ

1° Quand on a une dent à extraire, le protoxyde d'azote, loin d'aggraver l'opération, diminue tous les éléments du danger;

2° L'anesthésiste doit concentrer toute son attention sur l'administration du gaz; il faut qu'il soit familiarisé avec le procédé convenable pour attirer la langue en avant, et sache pratiquer la respiration artificielle; il importe encore qu'il ait quelque expérience des modes de respiration qui peuvent survenir pendant l'anesthésie;

3° Il faut donner assez de gaz pour amener une anesthésie parfaite pendant l'opération;

4° Un silence absolu doit être observé depuis le commencement jusqu'à la fin;

5° Les sujets phtisiques ainsi que ceux qui ont une disposition à l'apoplexie, à l'anémie, aux hernies, exigent une attention spéciale;

6° Enfin, il ne faut pas donner le gaz plus de deux fois le même jour au même sujet.

CHAPITRE IV

EXPÉRIENCES DE M. BERT

Pour compléter ce qui concerne l'anesthésie par le protoxyde d'azote, il nous reste à exposer brièvement les expériences de M. Paul Bert et leurs résultats.

Dès l'année 1871, M. Bert commençait à adresser à l'Académie des sciences une série de mémoires, dans lesquels il discutait le sujet de « l'influence exercée par les changements de la pression atmosphérique sur les phénomènes de la vie ». Beaucoup de faits curieux et intéressants furent ainsi mis en lumière concernant les gaz contenus dans le sang et les tissus, leur tension et la nature exacte des échanges gazeux qui ont lieu dans les poumons. Cette série de communications continua jusqu'en 1875.

En 1879, les recherches de M. Bert prirent une nouvelle direction, tout en étant la suite évidente de ses travaux antérieurs et firent l'objet d'une note intitulée: « Sur la possibilité d'obtenir à l'aide du protoxyde d'azote, une insensibilité de longue durée, et sur l'innocuité de cet anesthésique. »

Voici l'analyse de ce document ;

Le protoxyde d'azote est employé aujourd'hui par un très grand nombre de praticiens pour obtenir l'insensibilité pendant l'extraction des dents. Mais cette insensibilité ne peut être prolongée, pour cette raison qu'au moment même où elle est suffisante apparaissent des phénomènes asphyxiques qui deviendraient bientôt redoutables. Cela tient à ce que l'on ne peut arriver à l'anesthésie qu'à la condition de faire respirer au patient du protoxyde *pur,* sans aucun mélange d'air ; il en résulte que l'asphyxie marche de pair avec l'anesthésie. Le fait que le protoxyde d'azote doit être administré pur signifie que la tension de ce gaz doit, pour qu'il en pénètre une quantité suffisante dans l'organisation, être égale à une atmosphère. Sous la pression normale, il faut, pour obtenir ce résultat, que le gaz soit à la proportion de 100 pour 100. Mais si nous supposons le malade placé dans un appareil où la pression soit poussée à deux atmosphères, on pourra le soumettre à la tension voulue en lui faisànt respirer un mélange de 50 pour 100 de protoxyde d'azote et de 50 pour 100 d'air ; on devra donc obtenir de la sorte l'anesthésie, tout en maintenant dans le sang la quantité normale d'oxygèue, et par suite en conservant les conditions normales de la respiration.

Pour vérifier expérimentalement cette théorie on fit respirer à un chien, *sous une augmentation de pression d'un cinquième d'atmosphère*, un mélange de cinq sixièmes de protoxyde d'azote et de un sixième d'oxygène, mélange dans lequel on voit que la tension du gaz hilarant est précisément égale à une atmosphère. L'animal fut, en une ou deux minutes, complètement anesthésié et put rester une demi-heure, une heure en cet état. Pendant tout ce temps, la respiration conserva sa régularité parfaite, le sang sa couleur rouge, le cœur sa force et ses battements réguliers, la température son degré normal. En un mot, tous les phénomènes dits de la vie végétative restèrent intacts, tandis qu'étaient absolument abolis tous ceux de la vie animale.

Lorsqu'au bout d'un temps quelconque, on enlève le sac qui contenait le mélange gazeux, on voit l'animal, à la troisième ou à la quatrième respiration à l'air libre, recouvrer tout à coup la sensibilité, la volonté et l'intelligence. Détaché, il s'enfuit, marchant librement et reprend immédiatement sa gaieté et sa vivacité.

Ce rapide retour à l'état normal, si différent de ce qu'on observe avec le chloroforme, tient à ce que le protoxyde d'azote ne contracte pas, comme ce dernier agent, des combinaisons chimiques dans l'organisme, mais est simplement dissous dans le sang et s'échappe rapidement par le poumon.

L'appareil qui avait servi à M. Bert pour ses expériences sur la pression barométrique lui a servi également pour faire ses recherches sur l'anesthésie proto-azotée. C'est une chambre en tôle d'acier, éclairée par des hublots de verre fort épais, et dans laquelle un dispositif particulier permet d'obtenir à volonté l'augmentation ou la diminution de pression. Pour appliquer à l'homme la nouvelle méthode d'anesthésie, M. Bert fit appel aux chirurgiens des hôpitaux et l'on recourut alors aux chambres à air comprimé des établissements aérothérapiques. M. Léon Labbé fit la première opération, M. Péan la seconde, et bientôt un grand nombre d'autres suivirent, qui donnèrent toutes d'excellents résultats, si bien qu'en 1880 M. Bert croyait avoir à peu près réalisé l'idéal de la méthode anesthésique. Cependant la nécessité pour le chirurgien et ses aides de se trouver, avec l'opéré, dans une atmosphère comprimée, l'installation coûteuse de l'appareil, l'impossibilité de son emploi pour la chirurgie des armées et la chirurgie pratique loin des grands centres, lui faisaient désirer la découverte de perfectionnements capables de produire une anesthésie aussi sûre et aussi prolongée à la pression atmosphérique normale.

Ayant entendu parler du procédé employé en Amérique pour les opérations de longue durée et qui consiste à donner le gaz d'une façon intermittente, c'est-à-dire à en réadministrer quand le malade manifeste des signes de sensibilité, M. Bert l'essaya sur des chiens, mais n'en fut pas satisfait, parce que les menaces d'asphyxie lui paraissaient dangereuses, et évidemment pénibles pour l'animal.

Voici ce qu'il observa :

Dès que l'anesthésie était complète et l'asphyxie imminente, le sang de l'animal était saturé de protoxyde d'azote et ses poumons en étaient remplis. Alors on lui faisait respirer de l'air pur. Il lui fallait environ dix respirations pour remplir les poumons d'air et autant pour redonner au sang tout l'oxygène dont il a besoin, mais pendant ce temps le gaz s'échappant du sang, appauvrissait le contenu des poumons en oxygène ; ainsi la sensibilité revenait avant que le sang eût pu recouvrer assez d'oxygène.

En conséquence, M. Bert résolut de faire respirer à l'animal une fois anesthésié, non pas de l'air, mais de l'oxygène pur, afin de réoxygéner le sang avant le retour de la sensibilité ; mais le gaz s'éliminait trop rapidement, à cause de la présence de l'oxygène, et les résultats ne répondirent pas aux espérances de l'auteur.

Il essaya ensuite de produire une insensibilité plus longue en administrant un mélange de gaz et d'oxygène, après avoir déterminé l'anesthésie au moyen de gaz pur. Ce moyen fut plus que suffisant pour la réoxygénation du sang, parce que le gaz présent dans le mélange empêchait la rapide élimination du protoxyde suspendu dans le sang. Aussi quand on redonnait du gaz pur, n'était-il pas nécessaire de le pousser jusqu'à la limite de l'asphyxie. M. Bert réussit de la sorte à maintenir l'insensibilité d'un chien pendant une demi-heure.

Ce plan fut donc fortement recommandé à la profession par

M. Bert, et il mérite certainement d'être pris en sérieuse considération. Cependant, il soulève une difficulté que n'a peut-être pas
prévue M. Bert et qui nous a été suggérée par M. Bird dans une
conversation : c'est que la proportion de gaz nécessaire à l'anesthésie
varie suivant les individus; les uns reviennent beaucoup plus vite
que d'autres à l'état de conscience; par suite il est à présumer qu'un
mélange qui maintiendrait l'anesthésie chez un sujet, ne produirait
chez un autre qu'une demi-conscience, dans laquelle l'action réflexe
agirait et où les fonctions sensitives et intellectuelles seules seraient
abolies, condition qui rend l'opération à la fois difficile et dangereuse.

Maintenant, comme nous l'avons déjà dit, les opérations dentaires
réclament fort rarement une anesthésie prolongée; aussi les recherches de M. Bert ont-elles un intérêt général plutôt que spécial.

CHAPITRE V

ÉTHER

Quand on a à faire une opération devant dépasser la courte période d'insensibilité que peut procurer le protoxyde d'azote, l'agent ordinairement employé pour prolonger l'anesthésie, est l'éther. Ce dernier maintient l'insensibilité beaucoup plus longtemps que le gaz nitreux, mais il a aussi des inconvénients très considérables et il est toujours préférable, dans la pratique dentaire, d'éviter son emploi autant que possible.

Il a une odeur extrêmement piquante, que l'on supporte difficilement, et souvent il cause des vomissements, de la toux, et a l'inconvénient d'une période d'excitation pénible pour le sujet.

De plus, ses effets consécutifs sont aussi fort désagréables : nausées et vomissements (complications très sérieuses dans les opérations sur l'abdomen), céphalalgie, vertiges et malaise général, tels sont les inconvénients qui suivent bien souvent son administration. Enfin, son innocuité ne paraît pas être aussi grande que celle du protoxyde d'azote.

On a prétendu que l'éthérisation donnait souvent lieu à une bronchite, qui aurait plus d'une fois entraîné la mort. L'éther produit certainement l'irritation des voies aériennes et une augmentation de la sécrétion muqueuse. La bronchite pourrait dépendre de l'irritation directe de la vapeur ou du froid résultant de son évaporation, ou encore, d'après M. Braine, de l'excès de la transpiration, qui est capable de mouiller les vêtements, et peut-être des courants d'air déterminés par l'ouverture brusque des fenêtres. (*Cette dernière cause paraît être une explication suffisante du seul cas cité par M. Braine.*) Quoi qu'il en soit, il est prudent, après l'administration de l'éther, d'envelopper chaudement le malade.

L'excitation et la céphalalgie consécutives, fréquentes chez les sujets alcooliques, sont fort aggravées par l'éthérisation. La tension artérielle est augmentée, de sorte que l'hémorragie est plus considérable; or, si cela peut mettre à l'abri des hémorragies secondaires dans les grandes opérations, parce que l'on doit poser plus de ligatures, le danger d'une perte de sang fatigante s'en trouve augmenté après les extractions de dents, et, chez les sujets hémophiliques, certains auteurs conseillent d'éviter l'emploi de l'éther. (M. Braine ne partage pas cette manière de voir.)

L'éther exige environ trois minutes pour amener l'anesthésie. Quand la nécessité d'une insensibilisation prolongée est suffisamment évidente, voici le meilleur mode de procéder :

1° Les règles relatives au régime, que nous avons posées au chapitre II, doivent être strictement suivies ;

2° Il faut s'assurer que le sujet n'est atteint ni de bronchite ni d'emphysème, ou qu'il n'est pas très prédisposé à ces affections ;

3° S'il est anémique, on devra redoubler de précautions, parce que l'insensibilité survient plus rapidement que dans les cas ordinaires, et il importe de ne pas pousser l'anesthésie trop loin ;

4° Pour les opérations dentaires, si l'on a affaire à une personne phtisique, atteinte de bronchite, très anémique, emphysémateuse, ou très âgée et débile, il sera plus sage de ne faire que ce qui est possible avec le protoxyde d'azote seul, et, s'il est nécessaire, de prendre un autre rendez-vous pour le reste, plutôt que de recourir à l'éther ;

5° Pour éviter le désagrément de la respiration de l'éther, il vaut mieux, dans tous les cas, commencer l'anesthésie avec le protoxyde d'azote. Après huit ou neuf bonnes inspirations de ce gaz, on a atteint une période d'insensibilité suffisante pour commencer l'administration de l'éther. (Mon autorité sur ce point est M. Bird.)

Beaucoup d'excellents praticiens se servent de la même embouchure pour l'emploi du gaz et de l'éther, mais elle s'imprègne tellement de ce dernier que tout l'appareil en exhale l'odeur, et il arrive que, lorsqu'ensuite on fait des anesthésies avec le protoxyde seul, les sujets se plaignent souvent de l'odeur et de la saveur, et quelquefois même de céphalalgie et de malaise ; ainsi le protoxyde d'azote, qui se caractérise par l'absence de saveur et d'effets consécutifs, est alors accusé injustement de produire ces symptômes.

Toutefois, c'est à peine si j'ose indiquer cet inconvénient, car bon nombre d'anesthésistes, de la plus grande expérience et d'une habileté incontestée, ont adopté cette méthode mixte.

Voici le mode de procéder de M. Braine, exposé par lui-même :

« Après avoir fait respirer le protoxyde d'azote, on substitue vivement à l'embouchure l'inhalateur d'Ormsby ou de Dublin. Cette substitution doit être assez rapide pour que le protoxyde, dont le sujet se débarrasse par la première expiration, passe à travers l'éponge et se charge de vapeur d'éther pour la première inspiration. Cette première inspiration est rarement pleine, parce que la glotte se révolte contre l'effet irritant de la vapeur éthérée ; mais, au bout de quelques secondes, cette irritation disparaît, la respiration devient normale et le patient tombe dans le sommeil sans la moindre agitation.

« L'emploi de l'inhalateur d'Ormsby exige une précaution quand le sujet est dans le décubitus dorsal : c'est de pincer le bord du sac de caoutchouc de façon à l'empêcher de se distendre complètement durant l'expiration ; autrement, l'éther qui peut se trouver sur les parois du sac traverserait immédiatement l'éponge pour s'écouler dans les yeux et la bouche du sujet.

« Le froid produit par la rapide évaporation de l'éther est souvent si considérable que l'éponge sur laquelle on le verse, se congèle en une masse solide et, dans cet état, elle n'émet qu'une très minime proportion de vapeur éthérée. La meilleure manière de prévenir cette difficulté c'est de chauffer préalablement l'inhalateur en le mettant dans une serviette ou une grosse éponge trempée dans l'eau chaude et exprimée ensuite. Grâce à cette précaution, la vapeur d'éther se dégage rapidement, le sujet en subit assez vite l'influence pour qu'une petite quantité de liquide suffise, et, comme l'économie en absorbe peu, il arrive souvent que les nausées et les vomissements font complètement défaut.

« Une fois le patient parfaitement anesthésié, on peut retirer l'éponge et prolonger l'insensibilité en laissant la respiration s'exécuter à travers le sac d'inhalation, et en ne donnant de l'air pur qu'autant que la nécessité paraît s'en faire sentir. J'ai maintenu de la sorte l'insensibilité pendant vingt et une minutes et demie, à l'aide de la seule quantité d'éther qui se trouvait dans l'économie au moment de l'enlèvement de l'éponge, l'atmosphère limitée du sac permettant au sujet de s'en débarrasser de la manière la plus lente possible.

« On pourrait reprocher à ce procédé de faire respirer au sujet l'acide carbonique contenu dans l'air expiré, ce qui est vrai ; mais j'emploie cette méthode depuis si longtemps sans jamais en avoir vu résulter aucun effet délétère, que je n'attache pas la moindre importance à cette objection.

« Le devoir de l'anesthésiste est évidemment d'administrer l'agent insensibilisateur au sujet dans toute position préférée par le chirurgien ; mais la plus confortable, à mon avis, pour le patient est le décubitus latéral, avec la main et l'avant-bras sous l'oreiller, les épaules légèrement élevées et le cou un peu replié, de façon que la salive, qui est toujours sécrétée avec abondance, puisse s'écouler par l'angle inférieur de la bouche et ne soit pas déglutie. Cette sécrétion salivaire absorbe facilement la vapeur d'éther, et si elle était avalée, elle ne manquerait pas de déterminer des vomissements. Lorsqu'après une opération le malade menace de se trouver mal, il importe naturellement de lui mettre la tête dans une position déclive.

« Le moyen le plus commode de remédier à la syncope, survenant après que l'opéré a été reporté dans son lit, c'est de soulever celui-ci du côté des pieds en l'appuyant sur un siège, de manière que la tête et les épaules se trouvent sur un plan inférieur au reste du corps.

« Les praticiens les plus heureux sont ceux qui réussissent à anesthésier leurs malades le plus rapidement ; or, selon moi, deux minutes trois quarts sont plutôt au-dessus qu'au-dessous du temps moyen nécessaire à la production de l'insensibilité complète. Il n'y a pas à craindre de donner la vapeur éthérée trop rapidement ou que celle-ci soit trop piquante, tant que la respiration se poursuit avec aisance.

« Certains sujets respirent très lentement et paraissent retenir leur haleine pendant longtemps, mais en respirant synchroniquement avec eux, si l'on n'éprouve aucune gêne, on n'a pas besoin de se préoccuper à leur égard, quel que soit l'intervalle qui sépare leurs inspirations.

« Il survient parfois de la dyspnée occasionnée par la présence de quelques mucosités épaisses et visqueuses du côté des voies aériennes ; or il est très facile de s'en débarrasser en déplaçant la tête, en l'appuyant sur le côté opposé ou en l'élevant un peu.

« Si, cependant, la respiration ne s'améliorait pas, on ouvrirait largement la bouche à l'aide de la pince pour la langue, et cette dilatation, en produisant un acte de déglutition, pourrait remettre les choses en ordre. Dans le cas où cela ne suffirait point, on attirerait la langue fortement en dehors, et l'on provoquerait une expiration forcée en pressant brusquement et avec énergie sur le thorax du patient, avec la main et l'avant-bras gauche. Cette pression vivement exercée, et juste à la fin d'une expiration naturelle, déterminera une inspiration tellement profonde que les mucosités seront forcément délogées et expectorées ou dégluties. »

On a beaucoup écrit dans ces derniers temps sur le mélange de l'éther et du chloroforme, et l'on a même prétendu que ce mélange était impossible. Cette opinion peut s'expliquer peut-être comme la conséquence d'essais pour mélanger le chloroforme avec de l'éther d'un poids spécifique inapproprié. M. Bailey m'assure que de l'éther de 0,720 à 0,722 se mélange parfaitement avec le chloroforme et même sans élévation préalable de température. Les avantages revendiqués pour cette union des deux substances se rapportent surtout à l'action du cœur, et reposent sur l'hypothèse que les propriétés stimulantes de l'éther contre balanceraient l'effet dépressif du chloroforme. Mais il n'est pas démontré qu'on ait beaucoup à redouter de danger de ce genre du chloroforme seul ; et dans bien des cas où l'arrêt du cœur a été signalé comme la cause de la mort, il n'est pas douteux que l'administration défectueuse de l'anesthésique ait contribué, au moins pour une part, à l'événement fatal. Toutefois, si le mélange offre une chance raisonnable d'atténuer les risques (quelle qu'en soit la source), la question vaut la peine d'être étudiée. Mais c'est une œuvre expérimentale qu'il faut laisser, selon moi, à ceux qui, par leur longue expérience, ont le droit d'employer de nouvelles combinaisons avec confiance ; et comme ce livre ne s'adresse pas à des experts privilégiés, je ne veux pas qu'une discussion plus prolongée fasse perdre inutilement le temps des lecteurs.

CHAPITRE VI

CHLOROFORME

Pour les opérations d'une certaine durée, le chloroforme est aujourd'hui l'anesthésique le plus fréquemment employé. Son action sur le cœur est légèrement stimulante tout d'abord, puis elle devient dépressive et cette dernière influence a conduit beaucoup de chirurgiens, qui font autorité, à recourir de préférence à l'éther, pour éviter au moins une source de danger, l'arrêt de l'action cardiaque. D'un autre côté, quelques-uns soutiennent que, parmi les cas de mort dus au chloroforme, il en est en réalité peu qu'on ait rapportés directement à l'influence dépressive de cet agent sur le cœur et à la diminution de la tension artérielle, la plupart résultant de certains défauts dans le mode d'administration. On compte plus de décès par le chloroforme que par l'éther. Cela est vrai, mais il importe de se rappeler que l'on n'a signalé qu'*un seul* cas de mort par le chloroforme administré selon la méthode préconisée par Lister, et que, dans ce cas, l'issue fatale résulta du spasme des muscles respiratoires et non d'aucune complication cardiaque.

Ainsi donc l'argument en faveur du chloroforme tel que l'a présenté Lister est que le danger encouru ne dépend nullement d'une influence de cet agent sur le cœur, mais plutôt de certaines erreurs radicales dans le mode d'administration. Un exemple de la nature de ces erreurs se trouve dans le rapport rédigé par le comité, que l'Association médicale de la Grande-Bretagne avait choisi pour étudier la question des anesthésiques. On lit, en effet, dans ce travail que, pour éprouver l'effet du chloroforme sur le cœur, on faisait pénétrer dans la trachée, à l'aide d'un tube, de l'air *saturé* de sa vapeur. Or l'élément essentiel de la sécurité de l'anesthésie chloroformique est, comme nous le verrons tout à l'heure, de *ne jamais administrer cet agent au delà d'une certaine force*, que Clover fixe à 5 pour 100 et Paul Bert à 8 *grammes de chloroforme pour 100 litres d'air*. Il s'ensuit que les expériences faites avec une atmosphère saturée sont tout simplement des expériences tentées avec une dose délétère; on pourrait aussi bien condamner la strychnine sous prétexte que, administrée pure, elle produit la mort.

M. Paul Bert, marchant sur les traces de Snow et de Clover, est arrivé à définir très nettement certains points relatifs à l'administration du chloroforme. Pour essayer l'application de ses principes, il a fait usage de gazomètres volumineux nécessaires au *titrage des mélanges*. Ces récipients encombrants constituent un sérieux inconvénient, mais nous n'avons pas à nous occuper de cette question, car le seul point de réel intérêt n'est pas le mécanisme, mais le fait qu'une atmosphère uniforme de 8 grammes de chloroforme mélangés avec 100 litres d'air amène rapidement une anesthésie parfaite, ne s'accompagnant d'aucun danger et d'aucun inconvénient, et pouvant se maintenir pendant une durée très considérable. Voici ce que disait M. Bert dans une première note communiquée à l'Académie des sciences, novembre 1881 (*Comptes rendus*, vol. XCIII, p. 768) : « Lorsqu'on ajoute à l'air, en proportions croissantes, des vapeurs de chloroforme, et qu'on fait respirer à un animal ces mélanges successifs, il arrive un moment où l'anesthésie apparaît. Si l'on augmente encore la proportion de la substance médicamenteuse, l'animal finit par mourir. Je désigne, sous le nom de zone *maniable*, l'intervalle compris entre la dose anesthésique et la dose mortelle. »

Sans entrer dans les détails expérimentaux, nous dirons que M. Bert faisait respirer les animaux dans des vases où le mélange avait été fait à l'avance, la capacité des vases étant assez grande pour que les complications asphyxiques ne pussent intervenir. *L'emploi de la potasse, pour absorber l'acide carbonique, doit être absolument rejeté, parce qu'elle décompose rapidement le chloroforme ;* ces expériences ont conduit aux conclusions suivantes :

1° Les proportions du mélange formant les limites de la *zone maniable* sont très exactes, et la dose fatale est toujours juste le double de la dose anesthésique ;

2° Le mélange correspondant au milieu de la zone maniable produit une anesthésie que l'on peut maintenir avec sécurité pendant un temps considérable : la température de l'animal ne varie pas, le pouls et la respiration restent normaux et l'anesthésie arrive rapidement ;

3° Le plus léger excès au delà de la dose fatale amène très rapidement la mort ;

4° Tout mélange plus faible que la dose anesthésique est incapable de déterminer l'insensibilité. Prenons un exemple pour démontrer ces divers points. Soit un chien : le mélange le plus faible qui puisse l'anesthésier est de 9 grammes de chloroforme volatilisés dans 100 litres d'air, et le plus fort qu'il puisse respirer sans un rapide résultat fatal est de 19 grammes. L'animal, placé dans un mélange correspondant au milieu de ces deux doses, c'est-à-dire au milieu de la zone maniable (14 grammes pour 100 litres d'air) sera rapidement anesthésié et n'éprouvera aucune période d'excitation ; il restera dans un mélange de 7 ou 8 grammes pour 100 litres d'air jusqu'à ce qu'il meure, sans devenir insensible, mais si le mélange s'élève à 20 grammes, il mourra très vite. Pour la souris, la dose anesthésique est de 6 grammes, la dose fatale de 12 grammes, laissant entre elles une zone maniable de 6 grammes.

Une autre note du même auteur, publiée dans les *Comptes rendus* de 1883 (vol. XCVI, p. 1831), montre évidemment qu'il avait été amené à modifier quelque peu ses vues de 1881. Cette note mérite aussi d'être citée : « Si l'on fait respirer à un chien un mélange de *4 grammes de chloroforme pour* 100 *litres d'air*, l'animal n'éprouve aucun trouble appréciable de la sensibilité pendant toute la durée de l'expérience, que j'ai prolongée dans un cas jusqu'à la durée de neuf heures et demie. La température tomba à 35° centigrades.

« 6 grammes pour 100 litres. — L'animal meurt au bout d'environ sept heures et demie, avec une température de 31° ; la sensibilité n'était pas perdue quoique affaiblie surtout vers la fin.

« 8 grammes pour 100 litres. — La mort arrive au bout de huit heures, l'animal ayant vers la fin une température de 30° ; on observa l'insensibilité de la peau et de la cornée, mais elle apparut lentement et après une phase d'agitation.

« 10 grammes pour 100 litres. — La scène change ; l'insensibilité apparaît en quelques minutes, le sommeil est absolument calme, la mort arrive au bout de deux heures à deux heures et demie sans aucune convulsion et avec une température de 35° — 33°.

« 12 grammes pour 100 litres. — Production encore plus rapide de l'insensibilité, mort en une heure un quart, température 35°.

« 14 à 16 grammes pour 100 litres. — Mort en trois quarts d'heure, température 38°.

« 18 à 20 grammes pour 100 litres. — Mort en une demi-heure.

« 30 grammes pour 100 litres. — Mort en quelques minutes. »

M. Bert énumère ensuite certains faits sur lesquels il appelle une attention spéciale :

A. Que la mort survienne rapidement ou lentement, le cœur continue de battre après l'arrêt des mouvements respiratoires. Il ne s'est jamais produit de cas de syncope cardiaque.

B. On ne trouve jamais de chloroforme dans l'urine, même après plusieurs heures d'anesthésie.

C. Avec de très faibles doses, on peut faire passer une énorme quantité de chloroforme à travers les poumons, sans obtenir d'autre phénomène objectif que l'abaissement de la température.

D. Avec des doses un peu plus fortes, la mort survient lentement, accompagnée d'une chute considérable de la température, mais sans production d'insensibilité. Donc, administré à des doses semblables, le chloroforme n'affecte que les fonctions de nutrition, en émoussant, selon toute probabilité, les éléments anatomiques.

E. Avec des doses supérieures, bien que l'insensibilité soit manifestement établie, la mort est fatale si la respiration du mélange se continue. Plus ces mélanges sont riches en chloroforme, plus la mort survient rapidement et moins l'abaissement de température est apparent.

M. Bert, après la promesse de communiquer ultérieurement le résultat de nouvelles expériences, tire quelques déductions pratiques de celles qu'il vient d'exposer. En premier lieu, la respiration du mélange aboutit toujours tôt ou tard à la mort.

Avec de fortes doses, 10 grammes pour 100 litres par exemple, la mort est rapide ; avec de faibles doses, la mort est lente, mais la sensibilité n'est que très légèrement émoussée. Ces faits une fois établis, l'auteur essaya l'effet de doses alternatives ; ainsi il fit respirer à un chien une atmosphère de 12/100 pendant quelques minutes, jusqu'à ce qu'il devint complètement insensible, puis il substitua au premier mélange la dose de 8/100. Cette dernière, qui, si elle avait été employée dès le début, aurait exigé un temps très long pour produire l'anesthésie et se serait en outre accompagnée d'une agitation considérable, est amplement suffisante pour entretenir l'anesthésie déterminée par la dose supérieure, avec un résultat aussi satisfaisant sans le moindre danger et sans entrave aux fonctions respiratoires et circulatoires. La température s'abaissa et l'on observa les effets désagréables qui suivent d'ordinaire la chloroformisation.

En 1884, M. Bert entretint de nouveau l'Académie de cette question. Son appareil fut sévèrement critiqué, mais le principe capital de la fixation d'une dose exacte fut généralement approuvé et l'on reconnut la valeur de ses expériences.

Le D* Peyraud, de Libourne, a exposé d'abord à la société de Biologie, puis dans une brochure, une méthode d'administration du chloroforme qu'il appelle *dosimétrique*. Voici en quoi elle consiste : M. Peyraud place une une toute petite compresse très fine sur le nez et la bouche du patient. Au niveau du pont formé par cette compresse, il verse une goutte de chloroforme ; le malade inspire cette première goutte réduite en vapeurs ; *à la fin de l'expiration suivante*, il verse une *seconde* goutte, que le malade inspire de nouveau, et ainsi de suite : *à chaque inspiration* UNE *goutte de chloroforme est absorbée.*

Au bout de quelques minutes, si l'insensibilité tarde à se produire, au lieu d'*une* goutte par inspiration, il en verse *deux*. L'insensibilité complète est obtenue en 7 ou 10 minutes. M. Peyraud signale avec justesse les rapports que présente sa méthode avec celle des mélanges titrés préconisée par M. P. Bert.

Il se livre même à un calcul duquel il résulte que ses malade respirent, pour s'anesthésier, un mélange de 10 à 14 grammes de chloroforme avec 100 litres d'air. Or ce sont là les doses rapidement anesthésiques établies par M. Bert dans ses expériences.

Le résultat général de toutes ces expériences, depuis l'époque de Snow jusqu'à nos jours, semble montrer que l'administration méthodique du chloroforme n'entraîne que peu ou point de danger de syncope cardiaque ; cependant *il y a* des dangers, car les cas de mort signalés sont nombreux. Il nous reste donc à rechercher les causes de la mort.

Le premier élément de danger est l'effroi du patient qui va subir une opération. Snow a rapporté un cas dans lequel une personne mourut de frayeur durant un *faux-semblant* de chloroformisation (1).

----

(1) Voir la note 5 à l'appendice.

La seconde source de danger est le retentissement du choc opératoire sur le cœur par suite d'une anesthésie insuffisante. Nous avons déjà donné l'explication physiologique de ce fait par le D' Brunton. Comme exemple à l'appui, nous citerons un cas mentionné par Lister (Holmes'Syst. vol. III, page 600). Un monsieur avait à subir une opération légère et peu prolongée; on lui donna du chloroforme, mais de manière à produire une anesthésie *incomplète ;* le pouls était bon avant l'action du bistouri ; l'opération fut instantanée ; mais, au moment où l'instrument agissait, le patient tressaillit, son pouls s'arrêta aussitôt et l'on n'eut plus qu'à constater la mort. Peut-être qu'une pleine dose de chloroforme eût empêché ce dénouement fatal. Dès 1853, un chirurgien de Liverpool (Bickersteth) rapportait le fait que, en trois occasions, durant une amputation de cuisse, le pouls s'était arrêté brusquement au moment ou le couteau pénétrait dans les chairs, pour reparaître au bout de quelques secondes. Selon toute probabilité, la dose était insuffisante dans tous ces cas.

Signalons encore un danger fort grave, c'est l'administration d'un mélange trop fort de chloroforme et d'air. Parmi les diverses manières dont ce fait peut se produire, la plus fréquente a été très bien expliquée par M. Braine. Il a observé qu'une grande proportion de décès dus au chloroforme a lieu juste après l'addition d'une nouvelle quantité de l'agent anesthésique, et voici comment il interprète ce qui se passe : Quand on retire l'embouchure pour ajouter le chloroforme, le stimulus de l'air pur fait faire au patient une inspiration plus profonde et celle-ci est suivie de plus profondes encore. Cette dilatation thoracique continue au moment où l'on replace l'embouchure, et l'air entraîne avec lui une dose exagérée de chloroforme; on peut obvier à ces inconvénients en rapprochant graduellement l'appareil, ou en ajoutant le liquide sans enlever ce dernier. Au delà d'une certaine force, le chloroforme est très dangereux ; au-dessous il est à peu près sans danger. Ce danger d'une dose trop forte est spécial au chloroforme. Il en est quelques autres que tous les agents anesthésiques partagent avec lui. Tel est l'idiosyncrasie du sujet, condition un peu obscure et très difficile à expliquer. Toutefois cette susceptibilité exagérée à l'égard des effets des vapeurs chloroformiques ne saurait constituer un danger qu'avec l'emploi d'appareils analogues à celui de M. Bert, où, le mélange étant titré à l'avance, le jugement et le tact de l'anesthésiste ne peuvent plus protéger le patient. C'est là un défaut que M. Gosselin a signalé dans une discussion à l'Académie des sciences.

Enfin bien des cas de mort sont dus à l'omission de quelques-unes des précautions indiquées dans le chapitre consacré au protoxyde d'azote.

De tout ce qui précède, il est permis de conclure que le chloroforme n'offre de danger spécial qu'autant qu'il est administré à une dose trop forte, c'est-à-dire mélangé avec trop peu d'air, cas où il peut déprimer brusquement l'action cardiaque ; ou que l'opération soit commencée avant l'insensibilisation complète, ce qui peut amener l'arrêt du cœur. Ajoutons enfin que le chloroforme, comme tous les anesthésiques, devient dangereux quand on néglige les précautions ordinaires.

CHAPITRE VII

PHYSIOLOGIE DE L'ANESTHÉSIE

La condition d'un sujet soumis à l'influence complète d'un anesthésique, c'est-à-dire l'état réel de ses facultés et les phénomènes qu'il éprouve pendant l'opération, soulève quelques problèmes assez intéressants pour mériter une étude attentive. On a prétendu qu'une personne anesthésiée éprouve la douleur de l'opération qu'elle subit, mais qu'elle l'oublie instantanément; or c'est là une proposition insoutenable dont il est très important de donner la démonstration. La crainte de souffrir sans pouvoir protester ou manifester la douleur ressentie serait en effet capable de terrifier des individus plus courageux que ne l'est la moyenne des sujets; il n'est donc pas inutile de prouver par des arguments invincibles que la faculté de percevoir la douleur est une des premières à disparaître sous l'influence de l'anesthésique et que l'état mental d'une personne complètement anesthésiée est celui d'une absence totale de pensée et de sentiment. Pendant le cours de l'anesthésie, alors que les facultés s'anéantissent une à une, suivant un ordre régulier, et pendant que le malade revient à lui, c'est-à-dire dans la période où les grands centres nerveux se réveillent un à un et reprennent leur empire, il peut survenir des rêves, des sensations émoussées et des mouvements très définis; mais ces phénomènes ne se produisent pas au moment où l'anesthésie est complète. Cette étude de l'état mental du patient est facile à faire, et il est d'une importance capitale de comprendre la nature exacte de la suspension des facultés par l'action des anesthésiques et d'établir avec la plus grande rigueur l'ordre dans lequel l'activité fonctionnelle des centres nerveux est abolie. Le lecteur me pardonnera, je l'espère, quelques détails sur les fonctions de certains centres nerveux, car ils sont nécessaires pour élucider les phénomènes qui accompagnent le sommeil temporaire de quelques-uns ou de la totalité de ces organes.

Les fonctions caractéristiques du système cérébro-spinal sont triples.

1° *Actes réflexes.* Ce sont les mouvements involontaires qui résultent de la *réflexion* des impressions faites aux nerfs sensitifs ou afférents sur les nerfs moteurs ou efférents. Ainsi, par exemple, quand on pique la surface du corps avec une épingle, l'information du fait est transmise au centre nerveux sensitif par des fibres sensitives (afférentes), puis va au centre moteur où elle se transforme en un stimulus qui excite les fibres motrices (efférentes) de manière à leur faire contracter certains muscles pour soustraire la partie lésée au danger ; c'est ce qui se passe, par exemple, quand l'attouchement de la conjonctive fait fermer les paupières. Il importe de rappeler que l'organe central où cette réflexion du stimulus a lieu n'est pas le plus souvent situé dans le cerveau proprement dit, car des actions réflexes peuvent parfaitement s'exécuter quand les grands centres de la volition et de la pensée sont paralysés et même enlevés ; ainsi, il est à présumer qu'une grenouille décapitée a perdu la faculté d'apprécier ou d'éviter la douleur; cependant, si l'on dépose une goutte d'acide sur un de ses membres, elle se frottera avec l'autre patte en vertu de l'habitude acquise, et ces mouvements dépendent sans doute uniquement de la moelle épinière. D'autre part l'action de cligner, qui se faisait à l'origine de propos délibéré pour protéger l'œil, nous est devenue si habituelle qu'elle s'exécute sans l'intervention des centres cérébraux ; en fait, avant que nos sens supérieurs aient conscience de l'approche du danger, un acte réflexe a déjà protégé l'œil contre les conséquences de ce danger ; le clignement instantané a lieu sans la sanction de notre cerveau propre et même en défiance d'une détermination qui pouvait empêcher cet acte de s'exécuter. Un ami approche vivement la main de notre figure, nous avons beau savoir qu'il n'y a pas de danger, la plupart d'entre nous fermeront les paupières malgré la ferme résolution de maintenir l'œil ouvert. Le professeur Darwin essaya de demeurer le front appuyé devant une cage de verre qui renfermait un reptile, pendant que l'animal voulait s'élancer sur lui, mais dès que l'animal frappa la vitre le professeur se recula, en dépit de sa volonté de rester tranquille (1).

---

(1) Le mouvement des jambes dans la marche se continue tandis que le cerveau est entièrement absorbé par d'autres sujets, il peut même persister pendant le sommeil, car l'on cite des soldats, qui dormaient en marchant. Trousseau rapporte certains actes très compliqués qui s'exécutaient pendant une suspension complète de l'influence cérébrale à la suite d'attaques

Les actions réflexes sont réglées jusqu'à un certain point et ont pour but d'écarter quelque irritation définie, ou répondant tout au moins à un stimulus déterminé ; toutefois, lorsque le stimulus est exagéré, l'action réflexe peut devenir désordonnée ou convulsive et aboutir au spasme de tous les muscles. Le point capital dans la question qui nous occupe et qui a été établi par les expériences sur l'action réflexe, c'est que des mouvements d'un genre défini et répondant directement à certaines excitations n'attestent nullement que l'individu soit conscient du stimulus, mais prouvent simplement que les fonctions réflexes ne sont pas encore paralysées ;

2° *Actes automatiques*, mouvements qui dépendent d'une excitation du nerf efférent sans qu'aucun stimulus ait été préalablement transmis par un nerf afférent, le point de départ se trouvant tout entier dans le centre nerveux.

3° *Actes psychiques* ou d'origine intellectuelle.

Passons maintenant en revue les principales fonctions des centres nerveux.

Celles de la moelle épinière relèvent surtout de son pouvoir réflexe et de son pouvoir conducteur. Toutes les impressions qui vont des membres au sensorium doivent passer par la moelle épinière ; si donc son activité fonctionnelle est suspendue, l'action réflexe des membres et la transmission des impressions des membres au cerveau se trouvent abolies.

Le *bulbe et la moelle allongée* ont des fonctions multiples que l'on peut ranger sous quatre chefs :

---

d'épilepsie. Il est donc évident que, malgré l'abolition des facultés de conscience, de volition et de pensée, des actes compliqués et paraissant exiger le gouvernement de ces facultés, peuvent, s'ils sont habituels, être accomplis parfaitement par action réflexe ; 2° que de semblables actes se produisent continuellement, tandis que les facultés intellectuelles sont accaparées complètement par d'autres sujets ; 3° que ces actes réflexes étant souvent plus rapides et plus énergiques que des actes intentionnels, peuvent littéralement prendre l'intelligence par surprise, et s'exécuter en dépit des plus grands efforts du pouvoir cérébral pour les empêcher (exemple, le clignement, le tressaillement, etc.) ; et 4°, que chez les animaux inférieurs, ils peuvent s'accomplir après l'enlèvement du cerveau proprement dit.

Ces faits démontrent donc clairement que le sujet qui subit une opération peut faire des mouvements ou même se débattre légèrement, sans qu'il y ait là la moindre preuve qu'il éprouve de la souffrance.

1. Cette partie de l'encéphale contient d'abord le centre des mouvements respiratoires involontaires, ce que Flourens appelle le *nœud vital* ou le *point central* et *premier* moteur du système nerveux ; il siège en une portion limitée du plancher du 4ᵉ ventricule à la pointe du calamus scriptorius, mais de part et d'autre de la ligne médiane, de sorte qu'une lésion d'un seul côté arrête la respiration du côté correspondant, tandis que les lésions portant sur les deux côtés ensemble font cesser brusquement la fonction et que la mort s'ensuit.

L'activité de ce centre dépend de certaines conditions essentielles :

(*a*) Elle exige la présence de sang oxygéné, autrement l'irritabilité disparaît de l'organe.

(*b*) Une certaine relation entre les gaz du sang, relation qui agit comme un stimulus pour ce centre.

Moins il y a d'oxygène dans le sang et plus il y a d'acide carbonique, plus intense devient l'action de ce centre, jusqu'à ce que la respiration s'accélérant devienne convulsive ; alors les muscles extraordinaires de la respiration sont stimulés, et il finit par survenir une convulsion absolue due au spasme musculaire général. Ces phénomènes constituent la dyspnée. D'un autre côté, si la proportion de l'acide carbonique tombe au-dessous d'un certain point, l'activité du centre diminue et la mort par apnée en est la conséquence.

2° *Le bulbe possède le contrôle de l'action du cœur.* Le centre du pneumo-gastrique, le nerf modérateur du cœur (et suivant quelques-uns le centre sympathique ou accélérateur également) se trouvent dans cette partie de l'encéphale, de même que le centre vaso-moteur qui règle le calibre des artérioles, et aussi le centre pour la dilatation de la pupille (les fibres rayonnées de l'iris étant animées par le sympathique.)

3° *Le centre qui gouverne la déglutition.* Si durant l'anesthésie la plus profonde, on touche le fond du pharynx, il se produit immédiatement des mouvements de déglutition, acte très utile quand il est nécessaire de faire avaler des mucosités par un sujet inconscient.

4° Enfin *là encore siège le centre pour la mastication et la succion.*

Fonctions du cervelet. On a fait sur cet organe de nombreuses expériences et encore plus de conjectures. Tout ce qu'il est permis de conclure des résultats obtenus, c'est que le cervelet est nécessaire à la production harmonique des mouvements volontaires, à la coordination des muscles des deux côtés du corps. La paralysie du cervelet détermine un état très voisin de l'ivresse ; les deux moitiés du corps ne fonctionnent plus d'accord, mais agissent indépendamment l'un de l'autre, d'où résultent une démarche mal assurée, de la diplopie et une parole indistincte.

Fonctions des ganglions de la base du cerveau. Elles présentent un double caractère :

1º *En premier lieu elles servent à refréner l'action réflexe.* En l'absence de cette influence inhibitrice, l'action réflexe devient beaucoup plus énergique et plus violente.

2º Ce sont elles qui règlent l'association des mouvements volontaires ou l'équilibration. Après la lésion ou la soustraction des ganglions d'un côté, l'animal en expérience accomplit des mouvements insolites et irrésistibles : telle est une rapide rotation du corps, qui est due sans doute à une sensation de vertige et à une illusion consécutive en ce qui concerne les mouvements des objets environnants. La vraie position des objets s'apprécie à l'aide du sens de la vue, et, quand on change de position, l'objet paraît se mouvoir de même ; si donc l'objet semble se déplacer, nous nous mouvons ainsi tout en croyant rester tranquilles, de là un mouvement dans la direction opposée, soit de la tête et du corps, soit des yeux seulement. Maintenant si l'on fait passer un courant électrique à travers la base du cerveau, de gauche à droite, en plaçant les pôles sur les apophyses mastoïdes, les objets situés dans le champ de vision paraissent tourner dans le sens des aiguilles d'une montre, c'est-à-dire de droite à gauche, et par suite le sujet essaye de neutraliser le mouvement imaginaire par un réel mouvement des yeux et même du corps dans le sens opposé.

Fonctions de l'écorce du cerveau. L'écorce cérébrale est le siège de la pensée, de la conscience et de la volition, en un mot de toutes les facultés supérieures.

Les faits qui précèdent ont été démontrés principalement par :

(*a*) Des comparaisons entre les attributs de divers animaux et le développement de leurs centres nerveux.

(*b*) Des recherches sur les attributs d'animaux dépourvus congénitalement de certaines parties du système nerveux.

(*c*) L'observation des pertes d'attributs résultant de lésions ou de maladies des centres nerveux.

(*d*) Enfin l'expérimentation physiologique, qui consiste, par exemple, à enlever telle ou telle partie du cerveau pour voir quelle est la faculté qui disparaît comme conséquence de cette soustraction.

Par ces moyens et d'autres encore, on s'est assuré de la vérité des faits précédemment exposés.

Un acte réflexe, quelque régulier qu'il soit, doit suivre immédiatement le stimulus qui le provoque.

Un acte psychique, au contraire, peut être le résultat d'un stimulus reçu longtemps auparavant. Ce stimulus s'emmagasine dans la « mémoire ». Selon toute probabilité, aucun stimulus ne se perd jamais, jamais rien n'est réellement oublié, et les incidents les plus insignifiants du lointain passé se ravivent souvent dans les rêves d'une manière fidèle, tandis que la répétition, en un autre point du temps et de l'espace de quelque stimulus associé, telle qu'une odeur spéciale ou un son particulier, reproduira souvent des visages, des mots, des scènes du passé que nous croyions complètement évanouis de notre esprit. Ces réapparitions sont très capricieuses. Elles le sont tellement que ce ne sont pas les choses les plus familières à l'esprit qui se raniment le plus facilement, mais au contraire celles qui font une forte impression par leur étrangeté. Ainsi, dans le délire, il arrive que les divagations de personnes innocentes et pures, prennent la forme d'impressions tout à fait étrangères à leur nature, expressions qui, certes, ne leur sont pas familières, mais qu'elles avaient entendues accidentellement et qui, en raison même de leur étrangeté avaient fortement impressionné un cerveau qui ne les connaissait pas.

Il est très important de rappeler que les centres supérieurs du cerveau exercent une action de contrôle et réfrénante sur les actions réflexes, car, comme nous le verrons, il y a, durant l'anesthésie, une courte période pendant laquelle ces centres gouverneurs sont paralysés, et comme alors le pouvoir réflexe reste actif, il en résulte que dans ces circonstances, l'agitation et les efforts musculaires de nature réflexe sont plus puissants qu'ils ne le seraient si les sens étaient intacts, et si la lutte ou l'effort était volontaire.

A un pareil moment, un jeune enfant effectuera parfois des mouvements que des hommes vigoureux auraient de la peine à répri-

mer, et les convulsions d'un adulte, dont le contrôle central est
suspendu soit par le délire, soit par le début de l'anesthésie, dé-
ploiera souvent une somme de force en complète disproportion
avec l'apparence physique de l'individu.

Il faut donc s'attendre à voir le sujet se comporter, à mesure que
chacune des fonctions nerveuses est paralysée par l'anesthésique,
comme s'il ne possédait pas l'organe correspondant de son système
nerveux.

La première fonction paralysée est celle des ganglions de la base
du cerveau ; les objets semblent tourner et le vertige survient. Le
cervelet et l'écorce du cerveau ressentent à leur tour l'influence de
l'anesthésique, d'où perte de la faculté de coordination et stupéfac-
tion de la volonté, de la mémoire, de la conscience et de la pensée.
A cette période, le pouvoir réflexe est encore parfait, et bien que le
patient puisse faire des mouvements déterminés, même pousser
des cris si on le blesse, il n'a pas conscience de la lésion et ne saurait en conserver le souvenir, ses paupières se fermeront si l'on touche la conjonctive, mais il ne sait pas qu'on l'a touchée. Un pas
de plus, et les centres sensitifs sont envahis, le sujet ne possède
plus le pouvoir réflexe, mais seulement l'action automatique, c'est-
à-dire qu'il peut se débattre et crier ; mais ses mouvements n'ont
pas de connexion avec les lésions qu'on lui fait subir, ou bien on le
verra s'agiter quand on ne lui fait rien et rester tranquille quand
le chirurgien fait son œuvre, parce que la communication est in-
terrompue entre les centres et les extrémités des nerfs sensitifs.
Touche-t-on alors la conjonctive, les paupières ne bougeront pas à
la suite, bien qu'elles puissent se fermer et que tout autre mouvement puisse s'exécuter *indépendamment* de toute lésion quelconque.
Ce sont ensuite les centres moteurs qui sont affectés et tout mouvement est devenu impossible en dehors de ceux qui ont leur origine
dans la moelle allongée (la respiration, la déglutition et l'action du
cœur conservent encore tout leur fonctionnement d'ordre réflexe);
si l'axphyxie menace, les muscles extraordinaires de la respiration
vont être appelés en jeu ; si l'on titille le pharynx, la déglutition
s'accomplira. Supposons que l'on poursuive l'administration de
l'anesthésique, la respiration et les battements du cœur continue-
ront, mais ils ne seront plus affectés par les stimulus externes.
Dans une dernière phase, les centres de la moelle allongée se pa-

ralysent, la mort en sera le résultat. L'ordre des phénomènes par lesquels le sujet revient à soi est exactement l'inverse de l'ordre de paralysie, et pendant cette période il y a une phase où les actions réflexes de l'économie ayant reparu, des mouvements définis succèdent à des lésions déterminées. Si la douleur produite par l'opération se prolonge jusqu'au réveil des facultés de la mémoire, les rêves du sujet en garderont la trace et le patient, qui croira probament avoir senti toute l'opération, se trouvera luttant et se débattant, tandis que les rapides énergies de son imagination complèteront le tableau.

Dans un cas où l'écarteur des mâchoires avait glissé et où l'on n'avait fait autre chose qu'un essai inutile d'ouvrir la bouche, le patient s'éveilla, croyant avoir ressenti toute l'opération, *bien qu'aucune opération n'eût été effectuée.*

Une autre fois, les efforts bien dirigés du sujet pour saisir le davier obligèrent l'opérateur de s'arrêter et, après quelques moments de silence, le patient s'éveilla sans se douter le moins du monde de l'obstacle qu'il avait apporté à l'opération.

Pendant les quelques instants où se fait le retour du pouvoir cérébral, des rêves très exacts peuvent être provoqués par les moindres causes. Il suffit que le patient se préoccupe, juste avant de perdre conscience, de ce qui va arriver, par exemple de l'extraction d'une dent, pour donner l'essor à son imagination ; il en est de même d'un simple mot, prononcé par hasard au moment où l'on retire l'écarteur des mâchoires. L'élaboration de rêves longs et circonstanciés, à l'état de veille, n'exige qu'un temps fort court, le fait a été surabondamment prouvé, et l'unique secret pour éviter cet inconvénient est de laisser le patient absolument tranquille durant l'intervalle qui sépare le retour du pouvoir réflexe du réveil de l'intelligence. C'est pendant cet intervalle que se forment dans l'esprit des sujets les « ressouvenirs » de l'opération, et c'est en partie sur le soin que l'opérateur a de faire le calme autour du patient que repose sa propre réputation et celle de l'anesthésique.

Voici maintenant, sous forme de tableau, les différentes phases de l'anesthésie.

1. *Période de vertige.* — Les ganglions de la base partiellement affectés, trouble de la volition et de la pensée, acuité de l'ouïe, action réflexe parfaite, innervation du cœur complète (« vague » inhibi-

teur et « sympathique » accélérateur intacts) ; la souffrance de l'opération produira alors de violents mouvements, stimulera l'imagination et réveillera le patient.

2. *Période de l'anesthésie commençante.* — Écorce cérébrale, ganglions de la base et cervelet paralysés, c'est-à-dire volition, pensée, conscience et coordination perdues, nerf sympathique (accélérateur) du cœur paralysé, vague inhibiteur intact, action réflexe parfaite ; une lésion peut alors arrêter l'action du cœur et produira probablement de violents efforts, mais quand la lutte aura cessé, le sujet ne s'en souviendra pas en revenant à lui.

3. *Période de paralysie des nerfs sensitifs.* — L'action réflexe est perdue parce que le système sensitif ne peut plus transmettre le stimulus et la lésion ne retentissant pas sur le vague, le cœur ne sera pas affecté. Le patient pourra se débattre, avoir des tiraillements des extrémités, des mouvements rythmiques, des tintements d'oreille, etc., phénomènes n'ayant aucun rapport avec la lésion produite, mais qui en seront tout à fait indépendants.

4. *Période de paralysie totale.* — Tout est paralysé sauf les centres essentiels de la moelle allongée. Les seuls mouvements sont alors ceux de la respiration et de l'action cardiaque. Un pas de plus et la mort arrive.

Les phénomènes qui constituent le retour à l'état normal présentent les mêmes phases en sens inverse ; les efforts et les tiraillements recommencent ; les nerfs vague et sympathique recouvrent leur influence ; les facultés vitales s'éveillent une à une, jusqu'à ce que toute l'économie animale ait repris son fonctionnement normal.

Enfin, on retrouve ici exactement les quatre phases, avec leurs conditions spéciales du système nerveux, qui caractérisent la production de l'anesthésie (avec cette seule différence qu'elles se présentent en ordre inverse), et chaque phase exige les mêmes précautions.

Il nous reste à signaler dans notre connaissance de l'action physiologique des anesthésiques une lacune d'autant plus regrettable qu'elle porte sur un point important. Nous n'avons que des données très imparfaites, en ce qui concerne l'état des vaisseaux cérébraux pendant l'administration de ces divers agents. Par exemple, dans le cas du chloroforme et de l'éther, on a observé dans la condition vasculaire une telle différence que le choix de ces agents serait dans certains cas très sérieusement modifié si la vraie cause nous était connue d'une manière pratique.

Voici le résumé des faits actuellement établis sur cette question :

1. — Si l'arrivée du sang au cerveau se trouve entravée par une cause quelconque, il en résultera, entre autres conséquences, de l'anesthésie par anémie.

2. — D'autre part, si le sang trouve un obstacle quelconque à s'échapper du cerveau, il s'ensuivra de même de l'anesthésie par hyperémie.

3. — Si la quantité de sang qui se rend au cerveau reste invariable, mais que sa nature soit altérée de telle sorte qu'il ne soit plus capable d'alimenter le tissu cérébral, il surviendra de l'anesthésie.

4. — Toute altération considérable dans l'état vasculaire du cerveau s'accompagne d'anesthésie.

5. — Enfin, on est parvenu dans bien des cas à observer l'état vasculaire du cerveau durant le sommeil, durant l'anesthésie provoquée par un choc, et durant l'anesthésie produite par l'inhalation d'agents insensibilisateurs, chez des individus dont la surface cérébrale avait été mise à découvert accidentellement; or, ces observations ont montré qu'un changement vasculaire accompagne toujours ces anesthésies.

Le professeur Carpenter, dans *Mental Physiology*, 1876, page 572, incline fortement à penser que l'anesthésie qui accompagne le sommeil, dépend « d'une réduction de l'énorme quantité de sang que réclame essentiellement l'activité fonctionnelle du cerveau, et que cette réduction est effectuée par l'influence du système des nerfs vaso-moteurs sur le calibre des artères ; à la même page, il cite une expérience par laquelle le docteur A. Fleming détermina par la compression de la carotide une condition ayant la plus grande analogie avec le sommeil.

Le sommeil qui, de tous les états anesthésiques, est le plus naturel et le plus inoffensif s'accompagne (et est probablement la conséquence) d'une diminution de la pression sanguine dans le cerveau, diminution causée par la constriction des petites artérioles sous l'influence des nerfs vaso-moteurs ou sympathiques.

Considérons maintenant une expérience empruntée par le Dr Carpenter aux *Guy's Hospital Reports*, 1860, p. 153.

« Pour étudier l'état du cerveau, M. A. Durham mit cet organe
à découvert en enlevant une portion du crâne chez un chien chloro-
formé ; il observa alors que, à mesure que les effets du chloroforme
se dissipaient et que l'animal tombait dans un sommeil naturel,
la surface du cerveau, qui était auparavant teintée de sang et ten-
ait à faire saillie à travers l'orifice osseux, devenait pâle et se dé-
primait. L'animal étant réveillé au bout d'un certain temps, on
crut voir une rougeur s'étendre sur la surface cérébrale qui fit de
nouveau saillie à travers l'ouverture. Et à mesure qu'on excitait
davantage l'animal, la surface de l'organe se colorait de plus en
plus par le sang, de nombreux vaisseaux qui étaient invisibles pendant le sommeil devenaient alors manifestes, tandis que ceux qui
étaient visibles auparavant se distendaient considérablement. Quelques moments après on fit manger l'animal et quand il s'aban-
donna de nouveau au repos, ces vaisseaux recommencèrent à se contracter et la surface cérébrale devint aussi pâle qu'auparavant. »

Ici donc, on a observé deux états anesthésiques : l'un, de cause
chloroformique, accompagné d'hypérémie cérébrale ; l'autre, celui
du sommeil dû à l'anémie ; mais nous ignorons comment le
chloroforme avait été administré, quelle en était la force, la quantité ; et l'absence de ces faits enlève à l'observation beaucoup de sa
valeur.

On a dit que l'anesthésie éthérée ne s'accompagne pas du même
degré de congestion cérébrale, que l'on en attribue, par supposi-
tion, à l'anesthésie chloroformique, mais sans données plus complètes et en l'absence d'une indication exacte du mode d'inhalation,
l'affirmation ne peut guère servir qu'à montrer le point important
que nous ignorons par défaut d'un peu d'expérimentation. L'importance de ce point, au point de vue de la sécurité des sujets soumis
à l'influence des anesthésiques, est d'une évidence immédiate.

Un état de congestion cérébrale extrême met la vie en péril
imminent ; que les vaisseaux cérébraux soient altérés, athéromateux
ou calcaires, le danger de les soumettre à un surcroît de pression
ne saurait être exagéré ; si donc, on parvenait à démontrer que tel
agent soit de nature à exposer le patient à ce risque plus que tel
autre, l'anesthésiste pourrait, par un choix judicieux, sauver chaque
année un certain nombre d'existences. Malheureusement, en Angleterre, la préservation de la santé et de la vie *humaine* n'excitent

pas chez nos législateurs un interêt suffisant pour protéger les hommes de science contre l'énergie et le zèle avec lesquels des fanatiques, des hystériques et des gens en quête de nouvelle stimulation sentimentale, poursuivent leur croisade contre le progrès des connaissances. Il est par bonheur d'autres contrées où l'expérimentation scientifique est encore permise ; aussi pouvons-nous espérer que le point indiqué plus haut finira par être élucidé grâce aux travaux de l'étranger.

APPENDICE

NOTE A. — DEVOIRS DE L'OPÉRATEUR

Il nous reste à examiner quelques points, qui, tout en paraissant s'écarter un peu du but de cette brochure, tiennent cependant assez au sujet pour mériter d'être traités dans un appendice.

Je voudrais tout d'abord dire un mot sur les devoirs du chirurgien pendant l'administration de l'agent insensibilisateur, et si je me permets de prendre le rôle, en apparence impertinent, de donneur d'avis, c'est que plusieurs de nos anesthésistes les plus considérables m'ont assuré que le mépris d'un petit nombre de règles simples, mais importantes, entraîne souvent beaucoup d'inconvénients : c'est là ma seule excuse.

Le chirurgien ne doit jamais, soit par parole, soit par action, se mêler de l'administration de l'anesthésique. Il faut qu'il s'en désintéresse absolument. Le rôle du spécialiste est de produire une anesthésie inoffensive et complète ; or, pour qu'il s'acquitte bien de sa fonction, il ne doit être troublé ni par des conseils ni par des questions. L'opérateur n'a à s'occuper ni du pouls, ni du cœur, ni de quoi que ce soit en dehors de l'opération. Après s'être assuré que le champ opératoire est libre, que l'écarteur des mâchoires est placé à sa convenance et que le patient se trouve dans la position la plus favorable, il n'a plus rien à faire qu'à rester tranquille et prêt à répondre au signal de l'anesthésiste.

Pour montrer l'importance de cette règle, je citerai un ou deux faits qui m'ont été rapportés par mon ami M. Bailey. Dans un cas, on fut obligé de donner deux fois le protoxyde d'azote, parce que le chirurgien, trop nerveux, supplia à plusieurs reprises l'anesthésiste de n'en pas administrer une trop grande quantité, ce qui occasionna des craintes vaines au patient et un trouble inutile à l'anesthésiste. Dans un autre cas, une discussion peu judicieuse entre les chirurgiens interrompit brusquement l'anesthésie et réveilla le sujet, qui, excité par l'éther, se souleva pour *se joindre à la discussion*.

Je me rappelle moi-même le cas d'un de mes anciens amis médecin, à qui j'enlevai une dent sous l'influence du protoxyde d'azote et qui me dit être revenu à un état de demi-conscience juste au moment où l'insensibilité se produisait, par suite d'une remarque inconsidérée qui m'échappa et qui eut pour conséquence de retarder considérablement l'anesthésie. Une autre fois, à l'hôpital dentaire, l'opérateur ayant posé la question : « Êtes-vous prêt ? » au moment où le patient n'était qu'à moitié anesthésié, celui-ci fut en proie à une lutte terrible. C'était un homme vigoureux, adonné à l'acool. Son excitation dura plusieurs minutes, et s'il avait réussi à se dégager, il aurait pu blesser quelqu'un.

M. Bailey et M. Bird m'ont souvent affirmé qu'il n'y a pas de plus grande erreur que d'assujettir un malade au fauteuil ou de le faire maintenir par des aides sans nécessité, ces deux procédés provoquant sûrement de l'excitation. M. Bailey préfère même laisser libres les mouvements des bras et des jambes, à la condition que le patient ou les assistants ne courent pas de risques. D'ordinaire ces mouvements se calment d'eux-mêmes ; dans le cas contraire, il vaut mieux dire doucement au sujet de se tenir tranquille que de recourir à la force.

Pour l'attitude à donner au sujet, il est bon de se rappeler que la tête doit se trouver le plus possible en ligne droite avec le corps, ne s'inclinant ni en arrière ni en avant.

Cette position est essentielle pour la liberté de la respiration, comme il est aisé de s'en assurer en s'asseyant dans un fauteuil suivant ces diverses attitudes et observant la facilité ou la difficulté relative de la respiration. A ce propos, indiquons une autre erreur que commettent souvent les opérateurs qui se servent des daviers à bec de faucon pour enlever les molaires inférieures ; cette erreur consiste à repousser la langue en arrière avec la main gauche et à fermer complètement les voies respiratoires ; la vivacité de l'extraction fait souvent oublier ce genre de danger, contre lequel il importe de se mettre soigneusement en garde, car il pourrait être grave si l'opération devait se prolonger.

D'un autre côté, il est naturellement fort sage d'interposer un doigt pour éviter de blesser la langue avec le davier, car un semblable accident est toujours pénible pour l'opéré.

Je dois avouer un certain scepticisme en ce qui concerne l'utilité pratique des cuillers pour protéger la langue ou le larynx. L'ingé-

nuité de leur construction est indubitable ; mais la présence d'un
bâillon et d'une cuiller dans la bouche ne laisse que peu d'espace à
l'opérateur. Ce n'est pas tout : l'application d'un semblable appareil
entraîne une certaine perte de temps. Voici peut-être ce qu'il y a de
mieux à dire sur ce point : chacun a sa méthode favorite de protec-
tion, et l'habitude fait que c'est elle qui réussit le mieux.

Idiosyncrasie. On a prétendu que certaines personnes su-
bissent facilement l'influence du protoxyde d'azote et que d'autres
y sont plus ou moins réfractaires. Or, des recherches très soigneuses
m'ont amené à cette conclusion satisfaisante que cette opinion ne
repose sur rien de sérieux et qu'une semblable idiosyncrasie n'existe
pas.

On rencontre, à la vérité, de rares cas où, sans qu'on sache
pourquoi, l'insensibilité se fait attendre assez longtemps ; mais,
d'après l'expérience de M. Bailey, ce temps n'excède pas deux minutes
vingt secondes, et M. Bird ne se rappelle aucun cas où le sujet ait
été plus d'une minute à perdre connaissance, à moins de mélange
accidentel ou à dessein de l'air avec le gaz.

Le temps ordinairement nécessaire pour produire l'anesthésie avec
le protoxyde d'azote pur n'est incommode pour personne ; mais on
n'en saurait dire autant des divers mélanges d'air ou de gaz, et c'est
peut-être là, comme l'a fait remarquer M. Bird l'une des principales objections à adresser à la méthode de M. Bert.

Le D\u2374 Snow n'attache aucune importance à la question de l'idiosyncrasie.

NOTE B. — RESPIRATION ARTIFICIELLE ET SYNCOPE

Quand les mouvements de la respiration ont cessé, l'air ne pénètre
plus dans les poumons et n'en sort plus suivant le mode rythmique
ordinaire, et par conséquent le sang n'est pas aéré.

Cependant, en faisant contracter et dilater rythmiquement les
parois du thorax par des moyens artificiels, on peut arriver à maintenir l'afflux et le reflux de l'oxygène jusqu'à la réapparition des
mouvements naturels de la poitrine. La respiration artificielle
consiste à provoquer l'expansion et la contraction alternatives du
thorax, l'expansion déterminant un vide intérieur et un appel
d'air pour remplir la cavité, tandis que la contraction repousse cet
air au dehors.

L'augmentation de la capacité thoracique résulte d'un mouvement en haut et en dehors des côtes, dont les extrémités sont fixes. Comme chaque côte représente une sorte de demi-cercle, il est facile de comprendre par quel mécanisme une extrémité s'attachant à la colonne vertébrale et l'autre au sternum, le soulèvement de l'ensemble doit agrandir la capacité du thorax. Si l'on élève les bras au-dessus de la tête, ces membres (par l'intermédiaire des pectoraux) tirent les côtes en haut, tandis que si on les abaisse et qu'on les presse contre les parois de la poitrine, ils font descendre les côtes. Tel est le principe saillant de la respiration artificielle.

Voici l'exposé de la méthode de Sylvestre, que j'emprunte à l'excellent article de M. Harley inséré dans le *System of surgery*, vol. III:

« On peut, avec une parfaite sécurité, exercer sur le thorax d'un adulte sain une pression manuelle équivalente à 13 kilog. 1/2.

« En faisant cette pression, il faut observer avec soin si l'on n'expulse pas des aliments de l'estomac, chose qui peut arriver dans l'état de réplétion de ce viscère. En pareil cas, il est nécessaire d'empêcher ces matières de pénétrer dans la trachée. On y parvient facilement en plaçant pendant quelques secondes le sujet sur le ventre et en chassant de force les aliments par des pressions sur le dos.

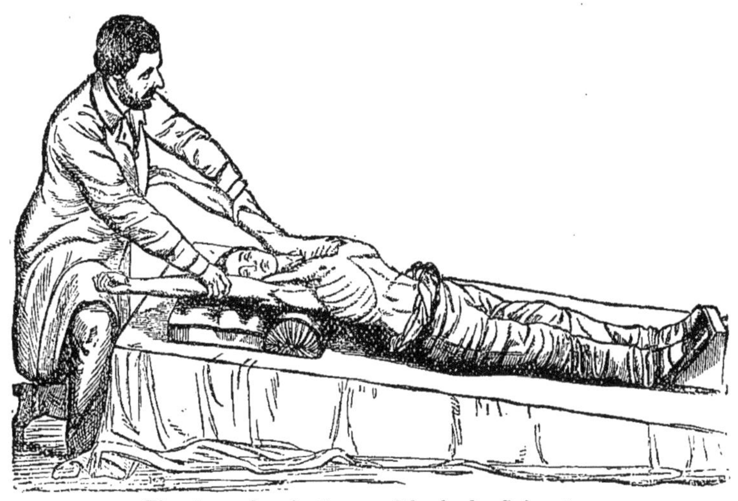

Fig. 1. — Inspiration, méthode de Sylvestre.

La pression manuelle doit s'exercer sur la partie inférieure du sternum, car c'est là que les parois thoraciques ont leur maximum d'élasticité; il ne faut pas omettre de comprimer en même temps l'abdomen, sans quoi la descente du diaphragme viendrait détruire les avantages résultant de la pression faite sur la partie inférieure de la poitrine.

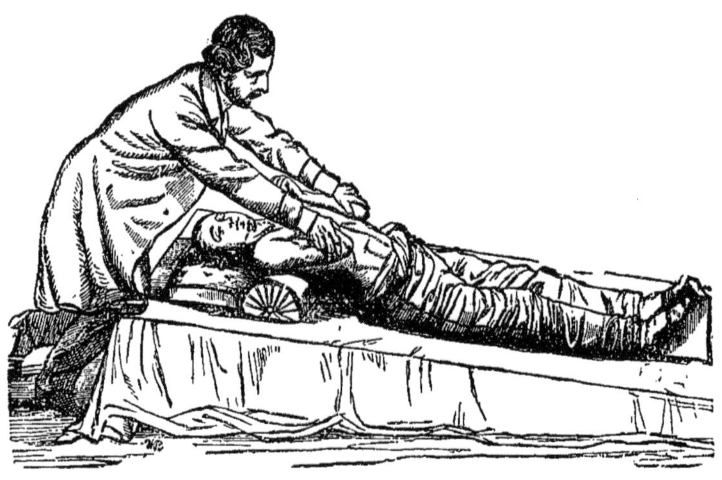

Fig. 2. — Expiration, méthode de Sylvestre.

La respiration artificielle, suivant la méthode de Sylvestre, qui est de beaucoup la plus efficace pour effectuer l'échange des gaz pulmonaires, s'exécute en enlevant et en abaissant alternativement les bras, comme le montrent les figures 1 et 2, qui valent mieux que des phrases pour expliquer le mode de procéder. Il importe non seulement de bien soulever les épaules du patient, mais encore de placer sa tête dans une position déclive, comme l'a conseillé le Dr Howard et comme l'indiquent les figures. En abaissant les bras du sujet, il faut les presser doucement et fermement contre les côtés du thorax, afin de diminuer encore davantage la cavité de la poitrine. Cette pression peut s'exercer avec plus de facilité et autant d'effet en appuyant les bras sur le tiers inférieur du sternum. En alternant ainsi les mouvements des bras et la pression, on arrive à obtenir un échange régulier d'air, dont la quantité varie de 500 à 800 centimètres cubes, et qui est plus que suffisante pour ranimer le sujet.

C'est à la méthode de Sylvestre qu'il faut toujours avoir recours quand on juge nécessaire de faire la respiration artificielle et qu'on a des aides sous la main; mais quand le médecin est seul, la simple pression manuelle est la plus rapide et la plus facile à adopter. Elle ne diffère de la méthode de Sylvestre que par ce fait qu'elle se borne à expulser de force l'air des poumons et qu'elle le laisse rentrer spontanément en vertu du vide produit dans le thorax par la réexpansion de ses parois élastiques, tandis que le procédé de Sylvestre force l'air aussi bien à entrer qu'à sortir par l'élévation et l'abaissement des côtes. Dans les deux cas, il faut que le nombre des respirations se monte au moins à trente ou même quarante par minute. Il n'y a que dix-huit respirations naturelles par minute ; mais, comme le but de la respiration artificielle est d'artérialiser le sang encore plus rapidement qu'à l'état normal et qu'il est impossible d'introduire artificiellement la même quantité d'air qu'en font pénétrer les efforts physiologiques, on doit augmenter proportionnellement le nombre des respirations » (*Holmes' Syst.*, vol. III, p. 837.)

La *méthode de Howard*, qui est une modification de la précédente, a été exposée, si je ne me trompe, par le Dr Howard à une réunion de la Société odontologique.

La figure 3 en donne une idée claire et facile à comprendre. Nous n'ajouterons qu'un mot. On remarquera que l'opérateur pose un genou sur la poitrine du sujet. Cela lui permet de comprimer le thorax en même temps qu'il élève et abaisse les bras, d'où moins de fatigue et double efficacité de ses efforts.

Il n'est peut-être pas hors de propos d'ajouter ici quelques détails sur la syncope. Les personnes sujettes à se trouver mal peuvent s'évanouir dans la salle d'opération autant qu'ailleurs, mais cet accident n'a pas d'importance ; toutefois il est bon de savoir qu'il faut se hâter d'étendre la personne évanouie horizontalement sur le dos, avec la tête plus basse que les épaules, s'il est possible. En règle générale, cette position suffit pour ranimer le sujet en quelques secondes. Dans le fauteuil d'opération, on peut arrêter une tendance à la syncope en poussant la tête en avant et en bas entre les genoux. Une goutte ou deux de sel volatil dans l'eau suffiront à remettre les choses dans l'ordre. Il serait encore préférable de faire respirer, si on le peut, une capsule de nitrite d'amyle. Ces capsules, avec leur mode d'emploi, se trouvent chez Martindale, Cavendish street, et chez Ash, rue du Quatre-Septembre, Paris ; mais rien ne vaut la position horizontale. C'est là un fait qui, selon moi, devrait être imprimé en grosses lettres à l'entrée de chaque église et de chaque théâtre et enseigné à tout enfant dès le bas âge. Une personne dont le cœur est faible et qui s'évanouit, maintenue debout et quelquefois étroitement pressée par des amis bien intentionnés, armés de flacons d'essence et d'eau tiède, peutêtre victime de cet empressement et de ces soins mal compris. Quel spectacle plus fréquent cependant ! L'ami anxieux s'appliquant à arrêter l'action du cœur, le cercle curieux et bienveillant interceptant l'air, ou tout au moins le rendant tiède, suffoquant et impur, d'autres personnages officieux, avec des mouchoir chargés de parfums, empoisonnant le peu d'air qui arrive au patient. En face d'une pareille scène, je me crois excusable d'insister sur l'importance de la position à donner à une personne évanouie.

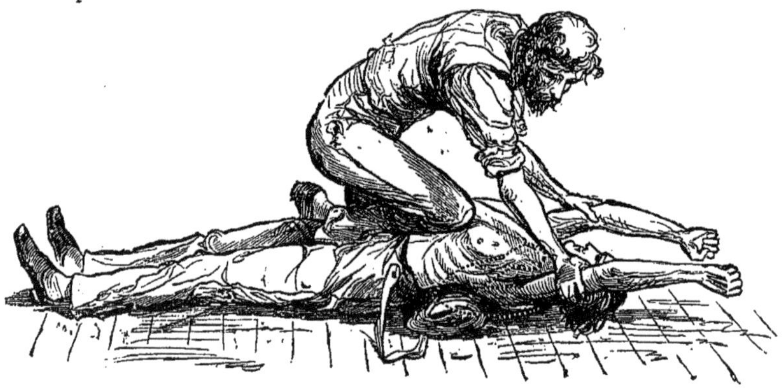

Fig. 3.

Il est quelquefois nécessaire de maintenir la position couchée durant quelques instants pour laisser le cœur reprendre son fonctionnement normal. Un jour, une femme se trouva mal à l'hôpital dentaire par suite de la chaleur qu'il faisait à l'étage supérieur. Étendue sur le dos, elle revint à elle immédiatement, mais pour s'évanouir de nouveau en essayant de se lever. Ces alternatives de défaillance et de retour à la conscience suivant qu'elle était debout ou couchée, continuèrent pendant quelque temps.

Il n'est pas rare que le dentiste, qui opère sous l'influence d'un anesthésique, soit ennuyé de phénomènes de nature hystérique. Snow rapporte quelques cas d'anesthésie prolongée et d'impuissance ou de défaut de tendance à se réveiller. Il y a quelques années, une jeune fille donna une certaine anxiété à l'interne de l'hôpital dentaire en restant dans un état léthargique jusqu'au moment où M. Clover, ayant émis l'avis que cet état provenait de ce qu'elle avait pris trop d'eau-de-vie le matin, elle sauta immédiatement et protesta avec indignation contre cette accusation, à la joie et au soulagement des assistants.

Tout dernièrement, un jeune homme d'environ dix-huit ans, paraissant étranger, et à qui M. Bird avait donné le gaz, manifesta de très curieux symptômes d'hystérie. Les effets de l'anesthésie s'étaient en partie dissipés, quand il fut pris soudain d'une espèce de fausse attaque pendant laquelle il se débattit si violemment qu'à trois nous eûmes de la peine à l'empêcher de se blesser. Revenu à moitié à lui, il cria en disant qu'il ne pouvait éviter cette crise et retomba dans une autre attaque ; cela se reproduisit trois ou quatre fois de suite.

La lubie la plus fréquente des sujet hystériques, c'est de prétendre qu'ils ne peuvent se réveiller d'eux-mêmes, fait qui pourrait alarmer un jeune praticien ; qu'il se rassure cependant : tant que la respiration est régulière, il ne saurait y avoir aucune espèce de danger, car il suffit d'une ou deux minutes pour que l'économie ait éliminé jusqu'à la dernière trace de protoxyde d'azote.

Quand l'évanouissement survient après l'anesthésie, la fausse attaque dépend assez souvent du zèle excessif du médecin qui lui a fait prescrire un long jeûne avant l'administration de l'agent. Comme nous l'avons déjà dit (V. la citation de M. Braine, p. 8), le danger de la syncope est plus grand que le danger des vomissements, et il vaut toujours mieux fixer l'heure de l'opération, de telle sorte que l'estomac soit vide sans aucune abstinence spéciale d'aliments.

En fait, dans tout le cours de l'opération, le succès dépend en grande partie de l'absence complète de conditions spéciales, car des recommandations spéciales, un régime spécial, des questions et des examens accusant de la crainte et trop de sollicitude, tout cela tend à échauffer l'esprit du sujet, à l'exciter et à le troubler ; tandis qu'au contraire, l'absence positive de précautions, de complications, de coups d'œil anxieux et de demi-mots mystérieux entre l'opérateur et l'anesthésiste rassure le sujet et lui fait comprendre combien l'affaire est simple et demande peu d'embarras. Il faut que la pièce où l'on opère ressemble à un salon ordinaire, que le fauteuil ne présente rien de particulier et qu'il n'y ait pas d'instruments en évidence. Si le sujet est une femme ou un enfant, la présence d'une femme

comme domestique est toujours agréable et rassurante, et l'absence
de la famille du patient contribue beaucoup à la tranquillité de
l'opérateur et au succès de l'opération.

NOTE C. — EXPLICATION DE QUELQUES CAS D'AFFECTION
DU POULS

« Un fait intéressant et *particulier*, fait que je suis disposé à considérer comme pouvant expliquer un certain nombre de décès, c'est
que chez certains individus complètement chloroformés, le pouls
s'arrête brusquement au moment de la première incision faite par
le chirurgien, et tandis que la respiration reste tout à fait normale.
C'est au mois d'octobre 1851 que j'eus la première occasion d'observer cette particularité; le sujet était un enfant d'environ 9 ans,
émacié par une maladie du tibia qui nécessitait l'amputation de la
cuisse. Il avait été amené rapidement sous l'influence du chloroforme, et sa respiration était bonne, lorsque M. Syme transfixa le
membre. Je surveillais le pouls avec soin; au moment où le couteau pénétrait dans les chairs, il s'arrêta tout à coup et demeura
imperceptible pendant une période de 4 à 5 pulsations, en même
temps que la physionomie de l'enfant devenait d'une pâleur cadavérique. Il revint, d'abord très faible, pour reprendre au bout de
quelques secondes sa force ordinaire. Pendant ce temps, la respiration était très calme et très tranquille. On maintint l'anesthésie et
l'opération s'acheva sans autre incident fâcheux. »

« Le cas suivant fut celui d'une jeune dame de 18 à 20 ans, à qui
M. Syme pratiqua l'amputation de la cuisse, au mois de novembre
dernier. Le Dr Simpson, qui avait donné le chloroforme, raconta
après l'opération que le pouls avait eu une interruption soudaine
au moment même où l'instrument traversait le membre et qu'après
un peu d'agitation il avait repris son fonctionnement normal. »

« Un 3e exemple se présenta peu après, le 10 décembre 1851.
Une femme d'environ 40 ans, pâle et très amaigrie, fut placée sur
la table d'opération et respira du chloroforme. Elle le prit facilement et fut bientôt anesthésiée, mais sa respiration était stertoreuse; on commença alors l'opération (amputation de la cuisse) et au
même instant le pouls s'arrêta et ce ne fut qu'au bout de 8 à 10
secondes, qu'il revint, d'abord très faible et indistinct, puis plus

fort et, une minute ne s'était pas écoulée, qu'il était redevenu aussi fort qu'avant l'opération. Cette fois, la respiration ne s'altéra pas le moins du monde, et sans une pâleur un peu plus exagérée de la physionomie, il n'y aurait eu aucune altération visible. »

L'auteur rapporte encore un autre fait, d'après M. Stanley, de *Bartholomew's Hospital :*

« Quelques minutes ensuite, je commençai l'opération en cernant par une incision elliptique la portion de la joue que je voulais enlever. *A l'instant même* les assistants, qui surveillaient le pouls, dirent qu'ils ne le sentaient plus. » Puis ses battements recommencèrent et le sujet revint à lui.

Enfin, un autre cas est emprunté à *Medical Times and Gazette,* 20 mars 1852. Un homme de 23 ans respirait du chloroforme; l'anesthésie se produisit en quelques minutes, après un peu d'excitation. « On commença alors l'opération, mais M. Lloyd avait à peine entamé les téguments que le pouls s'arrêta brusquement. » Bickersteth, Ed. *Monthly Journal,* 1853, vol. 17, p. 220.

M. Bickersteth conclut très justement que cet arrêt du cœur était dû au choc et non au chloroforme; mais il est embarrassé par ces deux faits : 1° que, dans le cas de M. Stanley, il ne soit pas survenu de syncope durant une opération importante accomplie sans le secours du chloroforme; et 2° que dans celui de M. Lloyd, une opération plus sérieuse fut exécutée *avec l'aide du chloroforme* sans qu'il survînt de syncope. Mais la difficulté disparaît devant les observations du Dr Lauder Brunton (voir p. 18); il est probable que dans les deux cas, le chloroforme n'avait été donné qu'à la dose nécessaire pour paralyser les nerfs accélérateurs du cœur, et que les nerfs d'arrêt, non paralysés, recevaient l'influence du stimulus.

Dans le paragraphe suivant, M. Bickersterth insiste sur l'idée que le pouls n'est pas un guide sûr, opinion que M. Lister défendit à son tour avec énergie quelques années plus tard :

« Mais il ne faut pas compter le moins du monde sur le pouls pendant l'administration du chloroforme. Il ne saurait servir de guide que dans certaines circonstances où l'on redoute la syncope à la suite d'hémorragies survenant dans des opérations importantes. Le pouls n'est affecté que soudainement, comme conséquence de l'arrêt de la respiration. Il s'ensuit donc qu'il faut surtout surveiller cette dernière fonction, et qu'on peut complètement négliger la première, ou tout au moins ne la considérer que comme d'une importance secondaire. Il est impossible de donner une égale attention aux deux fonctions et l'on négligerait forcément l'une ou l'autre; or, pour éviter des malheurs, et en même temps conduire l'inhalation avec confiance, il faut observer la respiration avec le plus grand soin et la plus grande attention. »

NOTE D. — QUELQUES EXPÉRIENCES SUR L'ARRÊT DE LA RESPIRA-TION SE PRODUISANT AVANT CELUI DE L'ACTION CARDIAQUE. (BICKERSTETH. *Month. Journ. med. science*, 1853, vol. 17, p. 212).

M. Bickersteth administra le chloroforme à trois lapins jusqu'à cessation complète de la respiration (en 1850). Quand les animaux eurent tout à fait l'apparence de la mort, il ouvrit la poitrine et observa les battements du cœur; ceux-ci devinrent de plus en plus irréguliers et faibles, pour cesser enfin complètement au bout de 4 minutes dans 2 cas et de 3 minutes dans le 3ᵉ cas; chez un autre animal, après l'arrêt de la respiration, il ouvrit la poitrine et vit le cœur se contracter rapidement et irrégulièrement; ayant alors introduit un tube dans la trachée pour faire la respiration artificielle, il observa que l'action du cœur reprit immédiatement sa régularité et la conserva pendant les 25 minutes qu'il entretint la respiration artificielle; alors, le cœur cessa de battre au bout d'environ quatre minutes. Ainsi l'air impur (puisqu'il avait déjà servi à la respiration) introduit dans les poumons maintint l'action cardiaque aussi longtemps que l'opération fut continuée.

Dans la quatrième expérience, M. Bickersteth chloroforma un chat; l'anesthésie fut complète en huit minutes; après trois autres minutes, la respiration se troubla pour s'arrêter bientôt complètement. Après avoir avoir attendu encore une ou deux minutes pour être certain de la cessation de cette fonction, il ouvrit la poitrine et posa le doigt sur la partie du diaphragme qui est en contact avec le cœur; celui-ci battait vivement et régulièrement, tandis que le diaphragme était sans mouvement; il divisa alors la trachée, y introduisit un tube et fit la respiration artificielle avec de l'air renfermé dans un sac de caoutchouc; il suffisait de comprimer ce sac pour remplir les poumons, quant à l'expiration elle se faisait par la seule force contractile de l'organe. On continua ainsi sur le pied d'environ vingt respirations par minute; au bout de quatre minutes, le diaphragme commença à s'abaisser, d'abord irrégulièrement, puis avec régularité, et alors des mouvements de la tête, de la bouche et des membres commencèrent et persistèrent pendant dix minutes. Ayant alors recommencé l'administration d'air saturé de chloroforme, l'action du diaphragme s'arrêta au bout d'environ quatre minutes, le cœur continua de se contracter (mais plus rapidement) durant six minutes après l'arrêt du diaphragme, puis il devint irrégulier et presque aussitôt les ventricules cessèrent de battre simultanément, tandis que les oreillettes se contractaient encore lentement et irrégulièrement, pour finir par s'arrêter elles-mêmes après quelques secondes, malgré la substitution d'air pur au chloroforme.

L'ouverture du cadavre, dix minutes après la mort, montra les cavités du cœur remplies, celles du côté droit de sang noir, celles du côté gauche de sang rouge, et le poumon légèrement congestionné. Cette expérience prouve que l'action cardiaque continue, après l'arrêt de la respiration, pendant environ quatre minutes, durant lesquelles la respiration artificielle convenablement exécutée peut rétablir les facultés en entretenant la vie jusqu'à ce que les effets du chloroforme se soient dissipés. Dans un autre cas, M. Bickersteth cite plusieurs observations dans lesquelles ces faits eurent une sanction pratique : en recourant à la respiration artificielle après l'arrêt de la respiration naturelle, on réussit à rétablir cette dernière même au bout de cinq minutes.

NOTE E. — DEUX CAS MONTRANT LE DANGER QU'IL Y A A NE PAS OBSERVER LA RESPIRATION

Lister (*loc. cit.*) rapporte à l'appui deux faits de grand intérêt :
I. « Comme exemple du risque qu'on court en ne surveillant pas attentivement la respiration, je citerai le cas suivant : Un chirurgien d'une expérience consommée administrait le chloroforme à un sujet, qui subissait une opération, à laquelle j'assistais en qualité de

simple spectateur. Je remarquai que la respiration devenait stertoreuse et menaçait d'aboutir à l'obstruction complète au moment où l'attention de l'anesthésiste était absorbé par les détails de l'opération. En face du danger, j'avais l'idée qu'il y avait utilité à tirer la langue au dehors. L'anesthésiste répondit que ce n'était pas nécessaire et signalait les mouvements du thorax comme preuve que la respiration s'exécutait librement. Mais sachant, d'après ce qui s'était passé auparavant, que ces efforts n'avaient rien à voir avec la fonction respiratoire, et sentant que nous n'avions pas le temps de discuter, je ne craignis pas de saisir moi-même la langue pour la tirer en avant; à ce moment, une longue et bruyante aspiration stertoreuse vint démontrer la nécessité de l'intervention. Si l'on s'était fié aux mouvements illusoires de la poitrine, il est probable qu'ils eussent persisté jusqu'à ce que le cœur fût assez affaibli par l'état asphyxique pour que le pouls cessât d'être perceptible au poignet ; et si la mort avait eu lieu dans de pareilles circonstances, on aurait dit qu'on avait eu affaire à un cas dans lequel la circulation avait défailli avant la respiration. L'anesthésiste aurait été ainsi absous de tout blâme, et l'issue fatale eût été attribuée à une idiosyncrasie, ou à quelque affection du cœur que devait révéler l'autopsie ! »

II. « J'ai été témoin, à l'infirmerie de Glascow, d'un incident qui montre d'une manière si frappante, d'une part, l'importance d'attirer la langue au dehors, et, de l'autre, les relations de la circulation et de la respiration avec le chloroforme, que je crois utile de le publier. L'un de mes collègues à l'infirmerie venait d'essayer de réduire une luxation au moyen des moufles. Le chloroforme avait été administré très largement par l'interne qui, une fois l'opération terminée, s'occupait à autre chose qu'à la surveillance du sujet. Je remarquai alors que la respiration était profondément stertoreuse, et l'observant avec soin je vis que le patient allait suffoquer, car la face devenait très livide, bien qu'il y eût encore des mouvements thoraciques. Ne voulant pas me mêler de ce qui ne me regardait pas, et voyant que la carotide battait encore, j'attendis un instant, dans l'espoir que l'obstacle à la respiration disparaîtrait spoutanément.

Mais au lieu de cela, je vis avec effroi la lividité céder la place à une véritable pâleur cadavérique. Alors je me précipitai et attirai fortement la langue au dehors avec une pince à artère; l'air pénétra aussitôt dans la poitrine et le sujet revint à lui. »

NOTE F. — OBSERVATIONS DE M. BRAINE, A L'APPUI DES OPINIONS ÉMISES SUR LES RAPPORTS DE L'ANESTHÉSIE AVEC LA LACTATION, ETC.

« Je citerai ici le cas de deux femmes qui allaitaient et chez qui le choc résultant d'une extraction dentaire, sans le secours du protoxyde d'azote, arrêta la sécrétion lactée ; plus tard, ayant à subir une semblable opération en deux circonstances pareilles, elles se décidèrent à respirer le gaz et ces deux femmes ne virent aucun dérangement se produire dans la fonction de la lactation. Les enfants atteints de chorée, les sujets hémiplégiques supportent bien cet agent. Chez les phthisiques à lésions étendues, l'anesthésie réclame quelque précaution, car elle s'accentue après l'enlèvement de l'embouchure, de telle sorte qu'il n'est ni nécessaire, ni judicieux d'aller tout d'abord jusqu'à l'insensibilisation complète.

« On peut donner le gaz en toute sécurité aux sujets épileptiques. J'ai rencontré plusieurs cas où l'extraction d'une dent sans protoxyde d'azote, a déterminé une attaque d'épilepsie, mais je n'en ai jamais vu survenir avec l'administration de cet agent. Il y a peu de temps j'accompagnai un chirurgien pour un cas de circoncision, sur un enfant d'environ deux ans et demi. En entrant dans la chambre je trouvai l'enfant étendu sur le plancher et en proie à une très violente attaque d'épilepsie. Peu après, il était revenu partiellement à lui, et ne voyant aucune bonne raison de différer, je l'anesthésiai séance tenante ; après l'opération, il ne présenta rien d'insolite.

« Le grand âge ne contre-indique nullement l'administration du protoxyde d'azote; la personne la plus vieille que j'aie endormie avait quatre-vingt-quatorze ans. » (Braine, *Journal of British dental association*, décembre 1884.)

NOTE G. — AFFECTION DU CŒUR COMME COMPLICATION

« Il est arrivé, il n'y a pas longtemps, qu'une dame d'un certain âge à qui j'extirpais un cancer du sein, mourut peu de jours après l'opération de la singulière complication de perforation du duodénum par un ulcère, causé apparemment par l'irritation de calculs biliaires. Elle avait parfaitement supporté le chloroforme, et cependant l'autopsie révéla une dégénérescence graisseuse du cœur et un amincissement des parois ventriculaires tel que la circulation en paraissait presque impossible. » (Lister, *Holmes' System* vol. III, p. 614.)

Voilà un cas dans lequel, si la malade était morte pendant l'anesthésie, on aurait vu un exemple évident de décès produit par une affection du cœur. En réalité, la terreur des affections cardiaques à propos des anesthésiques vient tout simplement de ce qu'on a jeté tout le blâme des événements fatals sur le cœur. On suppose qu'un cœur faible est une cause suffisante de mort, sans qu'on se donne la peine de rechercher au delà.

NOTE H. — MORT PAR FRAYEUR.

Le Dr Snow rapporte un cas dans lequel le sujet mourut de frayeur parce que l'anesthésiste fit semblant d'administrer du chloroforme, c'est-à-dire qu'il n'avait pas réellement commencé de le donner, mais laissait le patient respirer de l'air presque pur.

Lister cite un fait (Holmes' System. vol. III, p. 600) dans lequel feu le Dr Richard Mackenzie, appelé à voir un monsieur qui s'était fracturé le radius, avait songé à se servir du chloroforme pour examiner le membre, mais, changeant d'idée, exécuta la manœuvre nécessaire sans recourir à l'anesthésique. Puis il partit, mais il n'était pas encore au bas de l'escalier qu'on le rappela, en disant que le sujet était mort brusquement.

EMBOUCHURE DE M. CLOVER

Un grand avantage du sac supplémentaire (G), c'est que, tant qu'il continue de se vider et de se remplir, on peut être sûr que la respiration s'exécute convenablement ; c'est un indicateur infaillible de l'état de cette fonction importante par dessus tout. Pendant les premiers temps de l'administration, certains sujets retiennent leur res-

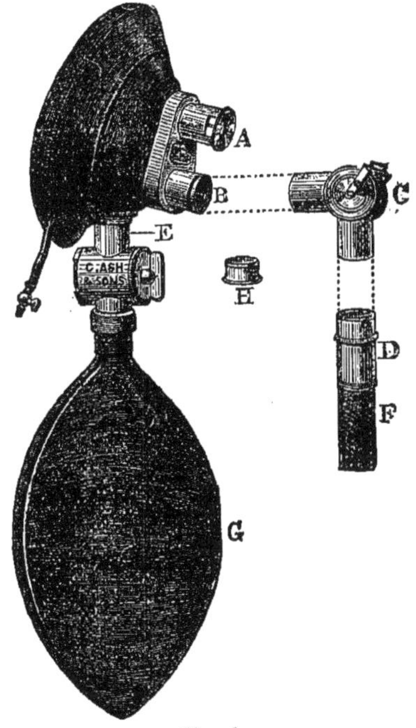

Fig. 4.

piration, ce qui retarde l'opération et produit une grande gêne aux patients eux-mêmes sous la forme d'un sentiment douloureux de suffocation ; quelquefois, c'est presque inconsciemment qu'ils retiennent leur respiration, mais l'anesthésiste peut le découvrir immédiatement à la cessation des mouvements du sac supplémentaire. Il doit dire au sujet de faire une expiration, et l'inspiration en sera forcément la conséquence naturelle. Enfin, il n'y a pas à s'inquiéter si la respiration paraît très lente, parce que les intervalles des mouvements respiratoires peuvent sembler beaucoup plus longs qu'ils ne le sont réellement. Pour se rassurer sur ce point, l'administrateur n'a qu'à régler ses propres respirations sur celles du sujet et il constatera probablement que les intervalles qui paraissent longs ne déterminent aucune sensation particulière de malaise. Ce mode de procéder est fort à recommander, car en le suivant, on a la certitude de fixer son attention sur la respiration du patient et de contribuer ainsi à la sécurité absolue de l'anesthésie.

Description

A. Soupape expiratrice.

B. Tube contenant la soupape inspiratrice.

C. Robinet à double voie servant d'union entre l'embouchure et le sac de Cattlin.

D. Monture fixée au tube partant du sac de Cattlin.

E. Monture pour fixer le sac supplémentaire.

F. Tube aboutissant au sac de Cattlin.

G. Sac supplémentaire.

H. Couvercle pour fermer l'orifice E, quand on ne se sert pas du sac supplémentaire.

Cette embouchure est garnie d'un coussin mobile de caoutchouc.

EMBOUCHURE CONIQUE

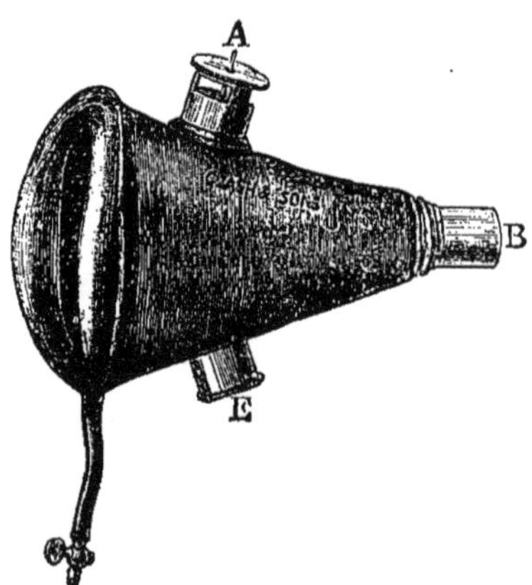

Fig. 5.

EMBOUCHURE FLEXIBLE

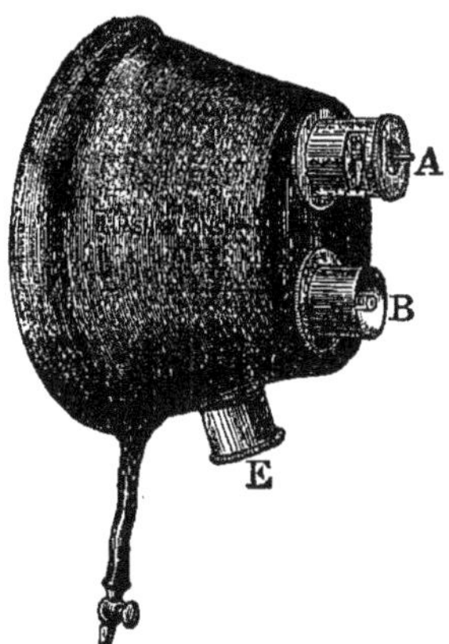

Fig. 6.

Description.

A. Soupape expiratrice. — B. Tube contenant la soupape inspiratrice. E. monture pour fixer le sac supplémentaire.

Ces deux embouchures sont garnies de coussinets fixes.

APPAREIL A PÉDALE DE M. CLARKSON POUR OUVRIR LES BOUTEILLES DE GAZ LIQUÉFIÉ.

Avec cet appareil, le gaz est sous le contrôle absolu de l'administrateur, et ses mains sont libres, de telle sorte qu'il peut donner son attention à l'embouchure, etc. Un autre avantage de l'appareil, c'est de diminuer la violence du gaz qui, au sortir de la bouteille, est forcé de passer par le tube A pour se rendre dans le sac de Cattlin.

Description.

A. Tube de laiton avec base en fer.

B. Ecrou se vissant sur la bouteille de gaz.

C. Pas de vis pour fixer le sac de Cattlin.

D. Robinet aboutissant à la bouteille.

E. Pédale servant de clef pour ouvrir la bouteille.

F. Clé pour les écrous.

Instruction pour l'usage de cet appareil.

On le fixe à la bouteille au moyen de l'union B, on visse le sac de Cattlin sur le tube C ; enfin, pour ouvrir la bouteille, on place la pédale E sur le carré D et on tourne doucement le disque avec le pied.

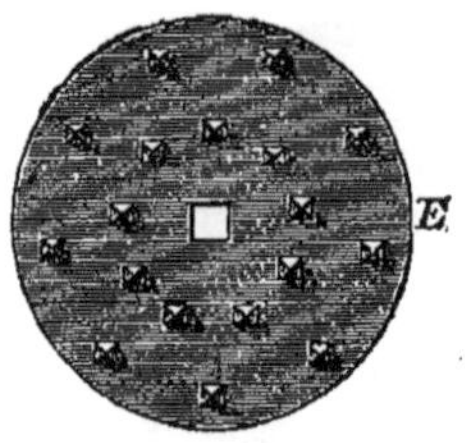

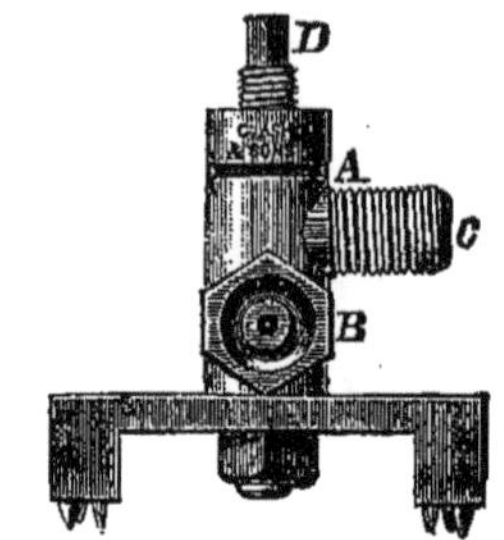

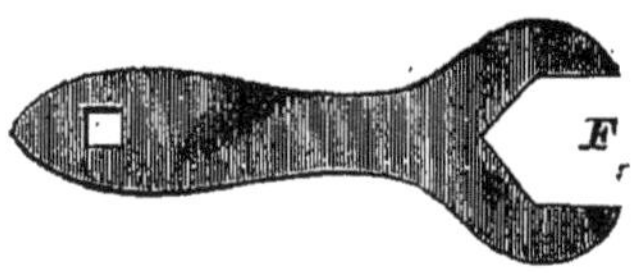

Fig. 7.

TRÉPIED DE M, NAPIER POUR L'USAGE DU GAZ LIQUÉFIÉ DANS LE CABINET D'OPÉRATION.

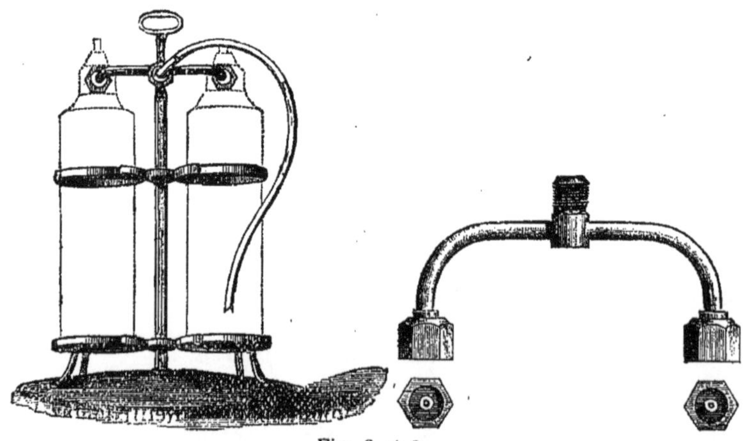

Fig. 8 et 9.

Description.

Cet appareil est destiné à supporter deux bouteilles de gaz liquide (qui sont assujetties au moyen d'anneaux et de vis de pression); il est muni d'une double union qui relie les deux bouteilles avec l'embouchure.

Grâce à cette disposition, la bouteille en vidange peut être vidée entièrement sans crainte, car s'il n'y restait plus assez de gaz pour terminer une opération, il suffirait de s'adresser à la seconde bouteille.

Quand on a terminé l'opération, si l'on n'a pas d'autre bouteille pleine à sa disposition, on peut enlever la double union et fixer le sac de Cattlin sur la bouteille restante pendant qu'on fait remplir celle qui est vide.

GAZOMÈTRE POUR SERVIR A EMMAGASINER LE PROTOXYDE D'AZOTE DANS LE CABINET D'OPÉRATION.

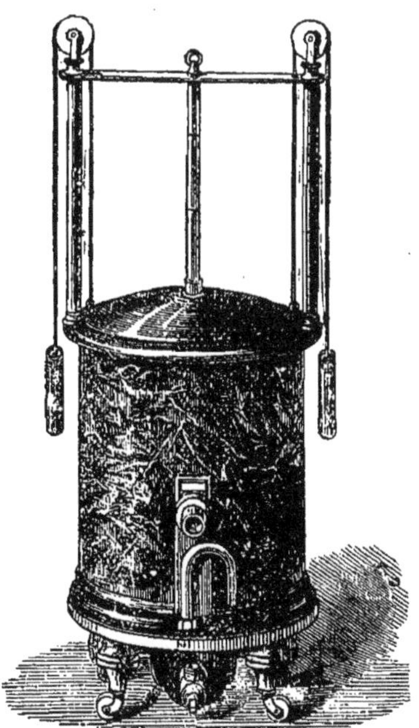

Fig. 10.

Ce gazomètre est construit spécialement pour contenir le gaz liquéfié, et pour servir dans le cabinet d'opération. La bouteille, contenant le gaz, se fixe en dessous à l'aide d'anneaux de fer et de vis de pression. Le gaz se rend dans le gazomètre par le tuyau recourbé que montre la gravure, et il passe du gazomètre à l'embouchure au moyen d'un tube de laiton à robinet, que l'on voit au-dessus du tuyau recourbé.

La tige centrale qui surmonte le gazomètre porte des divisions indiquant ce qu'il y a de gaz dans l'appareil. Pour être sûr d'en avoir assez pour chaque opération, il faut la remplir chaque fois qu'on s'en sert.

Quand la bouteille est vide, il suffit de quelques minutes pour la remplacer par une pleine.

BOITE PORTATIVE RENFERMANT TOUT L'ATTIRAIL NÉCESSAIRE POUR LES OPÉRATIONS AU DEHORS.

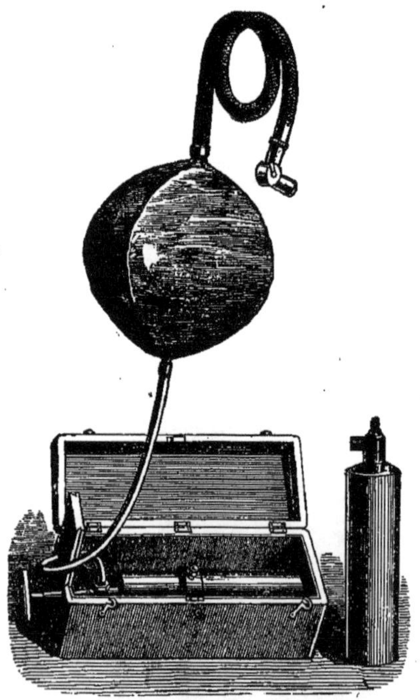

Fig. 11.

Outre la bouteille de gaz et le sac de Cattlin que montre la gravure, la boîte contient une embouchure, un sac supplémentaire, un robinet à double voie, des baillons, etc.

Le contenu de la boîte peut d'ailleurs varier selon la volonté de chaque anesthésiste.

APPAREIL POUR L'ADMINISTRATION DE L'ÉTHER (DU Dr ORMSBY).

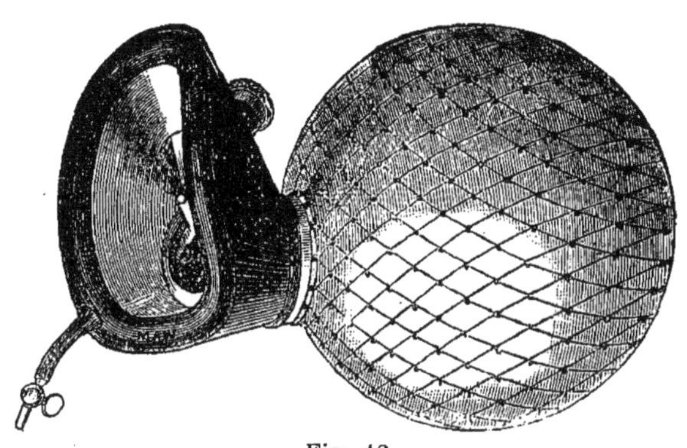

Fig. 12.

Mode d'emploi de cet inhalateur.

Il suffit de verser 30 grammes d'éther anhydre, d'une densité $= 0,720$, sur l'éponge contenue dans l'intérieur de l'embouchure, pour que l'appareil soit prêt à fonctionner. Après huit ou neuf bonnes inspirations de protoxyde d'azote, on substitue cet inhalateur à celui qui a servi pour le gaz. Ce changement doit se faire assez rapidement pour que le protoxyde d'azote, dont le sujet se débarrasse par la première expiration, passe à travers l'éponge et se charge de vapeur éthérée pour l'inspiration suivante. L'anesthésie complète se produit en deux minutes et demie environ.

La figure 13 montre l'inhalateur en usage.

Le récipient de caoutchouc possède le même avantage que le sac supplémentaire représenté (fig. 4), en ce que les mouvements rythmiques de contraction et d'expansion indiquent à l'anesthésiste l'état exact de la fonction respiratoire.

Description.

N° 1. Récipient de caoutchouc flexible recouvert d'un réseau pour empêcher son expansion exagérée pendant l'expiration.

N° 2. Embouchure de métal mou, pouvant se modeler facilement sur la face de n'importe quel sujet, recouverte de cuir et munie d'un coussinet de caoutchouc mobile.

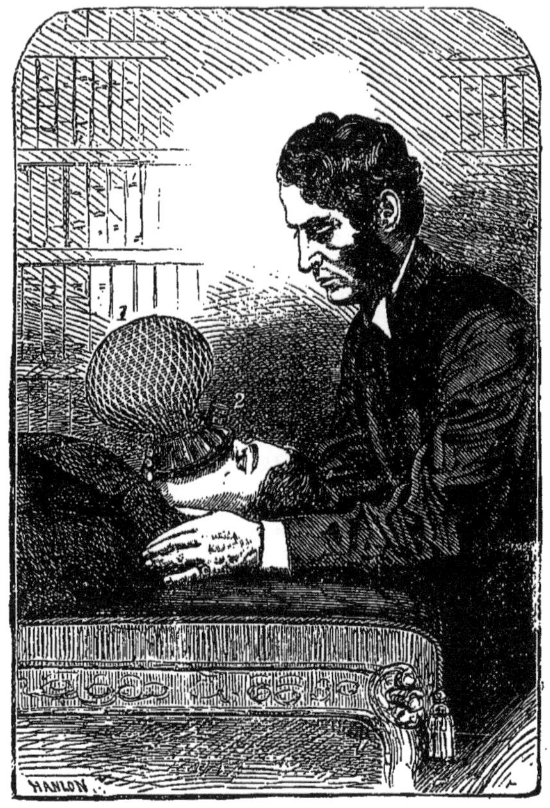

Fig. 13.

La soupape de l'embouchure répond à un double but :

A. Elle sert à admettre de l'air au besoin ou à en permettre l'échappement, s'il est nécessaire.

B. Elle permet de verser de nouvel éther dans le tube qui aboutit à l'éponge sans enlever l'embouchure.

Ajoutons que la position indiquée dans la figure n'est pas celle qui conviendrait à une opération dentaire; la situation assise étant naturellement préférable.

INHALATEUR POUR LE CHLOROFORME DE M. BIRD.

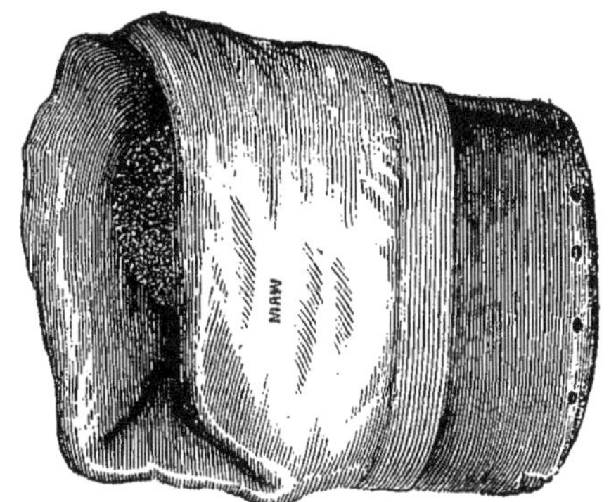

Fig. 14.

APPAREIL POUR L'ADMINISTRATION DU CHLOROFORME DE JUNKER.

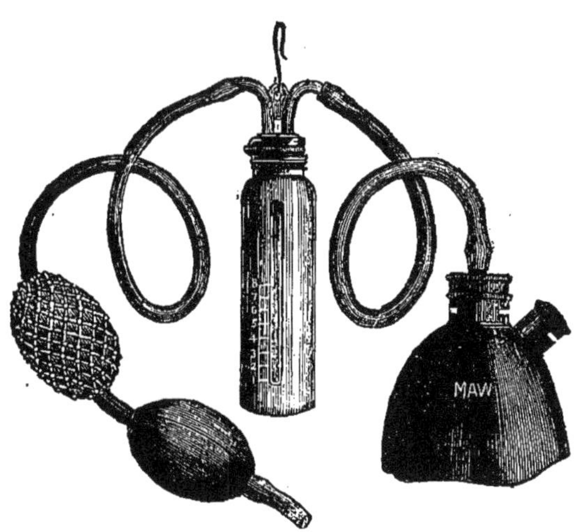

Fig. 15.

Cet inhalateur agit d'après le même principe que le pulvérisateur ordinaire. La partie qui sert à comprimer l'air aboutit à un tube qui traverse le bouchon et descend presque jusqu'au fond du flacon ; un second tube partant de la partie supérieure du flacon se rend à l'embouchure. Le vase est rempli de chloroforme, et se fixe par un petit crochet à la boutonnière de l'habit de l'anesthésiste ; on comprime et l'on relâche alternativement la poire de caoutchouc, et, en quelques secondes, un jet de vapeur pénètre dans l'embouchure. D'après certains auteurs, on ne pourrait chasser ainsi qu'environ 4 0/0 de la vapeur ; mais la proportion varie nécessairement avec la température. M. Bailey remplace l'embouchure par un ajutage analogue à celui des biberons pour les opérations intra-buccales prolongées, telles que la restauration des fissures du palais, etc.

OUVRE-BOUCHE.

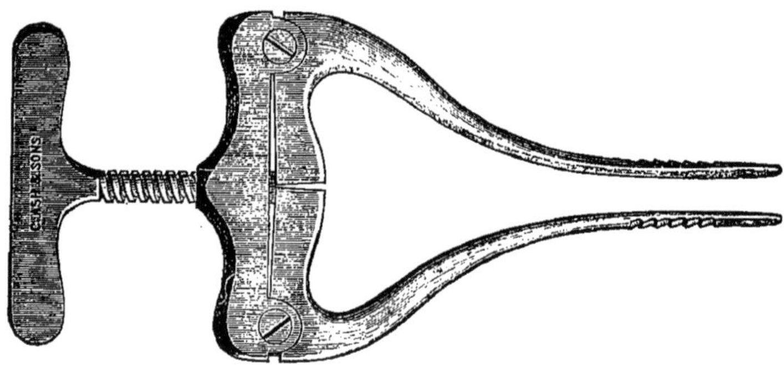

Fig. 16.

Les lames de cet instrument sont, comme le montre la figure, pourvues d'entailles transversales pour les empêcher de glisser. Grâce à la vis de pression, on peut déployer graduellement une grande force, s'il est nécessaire.

D'ordinaire, il est bon d'introduire l'instrument en un point où il manque une dent ; mais, quand il n'existe pas de brèche semblable, on parvient, avec un peu de soin, à insinuer les lames atténuées entre les dents fermées. L'idée de garnir la partie active de l'instrument d'une manière molle formant coussinet, me paraît peu utile, parce que cette matière ne manquerait guère de se déchirer dans les efforts d'introduction.

PINCE POUR LA LANGUE.

Ce modèle de pince est, à mon avis, le meilleur que l'on puisse employer, parce qu'il ne glisse pas et qu'il est assez fort pour tout ce qu'on réclame d'un pareil instrument. Les dentelures, qui se trouvent à la face interne des lames, sont très utiles pour assujettir

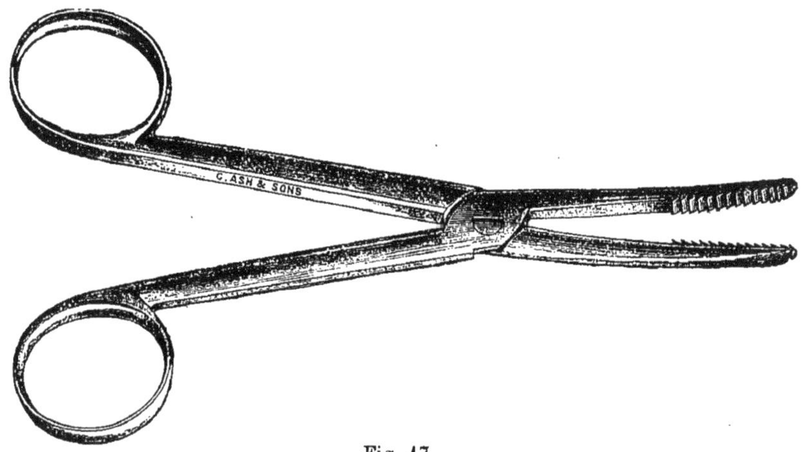

Fig. 17.

la langue, et la légère blessure qu'elles font, aide sans doute le stimulus réflexe.

OUVRE-BOUCHE DE M. G. MASON.

Ce bâillon peut se fixer à n'importe quelle hauteur au moyen de l'écrou qui se visse sur la tige mobile A. Les extrémités qui doivent porter sur les dents sont garnies de caoutchouc pour protéger l'émail contre l'action de l'instrument.

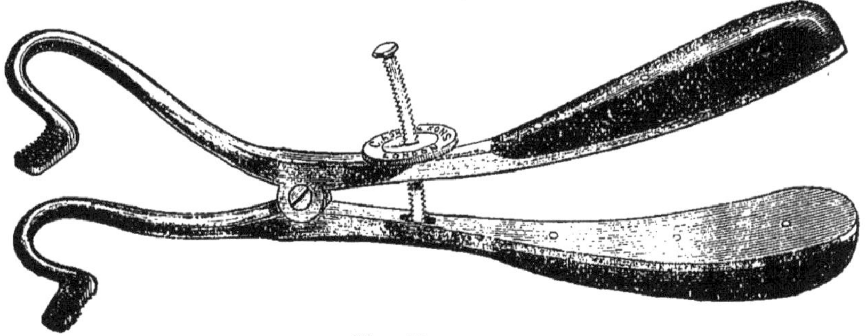

Fig. 18.

Il importe que l'articulation soit très libre et que la petite vis soit ajustée de façon à laisser les mors se fermer facilement. Si l'instrument est difficile à manœuvrer d'une seule main, il est plus nuisible qu'utile, parce que, dans les circonstances où l'on n'a qu'une main à sa disposition, on n'a jamais de temps à perdre pour régler la vis, la rapidité d'application étant absolument essentielle à l'efficacité de ce bâillon.

On le trouvera très utile dans les cas où le bâillon ordinaire glisse et où la bouche se ferme spasmodiquement, de même que dans ceux où l'opérateur désire opérer des deux côtés dans une seule séance et où le succès dépend de la rapidité avec laquelle l'instrument peut être changé d'un côté de la bouche à l'autre.

Enfin il importe encore, quand les mors sont fermés et les manches ouverts dans toute leur étendue, que ceux-ci ne soient pas assez écartés pour ne pas pouvoir être embrassés convenablement avec la main.

BAILLONS OU ÉCARTEURS DES MACHOIRES

Le bâillon représenté figure 19 me semble, parmi beaucoup de bons, être le meilleur.

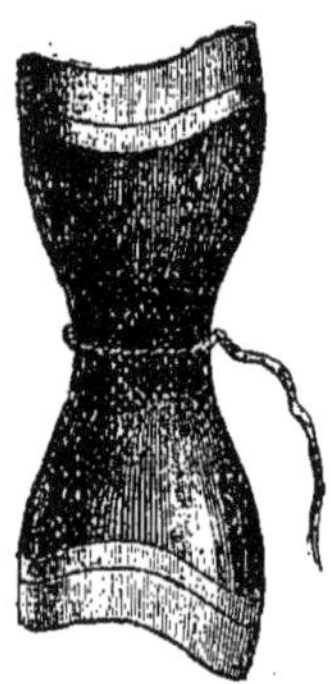

Fig. 19.

Les instruments de ce genre doivent remplir trois conditions essentielles :

1° Ils doivent être aussi peu encombrants que possible ;

2° *Ne jamais glisser ;*

3° *Être faciles à nettoyer.*

Il vaut mieux avoir des bâillons de différentes grandeurs, qu'un capable de s'adapter aux divers degrés d'écartement des mâchoires, pour cette simple raison que le mécanisme, vis ou ressort, *paraît* être difficile à nettoyer et l'*apparence* est un point très important quand il s'agit d'un objet à mettre dans la bouche d'une personne méticuleuse. Il lui est agréable de voir d'un coup d'œil que cet objet peut se nettoyer parfaitement en quelques secondes. Or le bâillon en question, en métal nickelé, possède cet avantage au plus haut degré ; de plus, sa forme est combinée de façon à l'empêcher de glisser quand on le place sur le côté de la bouche, parce que les dents appuient sur toute la surface des coussinets, et non sur un coin seulement.

Il faut encore avoir soin de relier ensemble deux bâillons par un fil fort pour éviter le danger qu'un seul soit avalé par le sujet. De simples bouchons entaillés à chaque bout et accouplés ensemble suffiraient, faute de mieux, malgré leur volume forcément considérable ; mais des instruments de bois, de liège, ou de toute autre matière absorbante, doivent être détruits après avoir servi une seule fois, pour des raisons faciles à comprendre, et cela constitue, selon moi, une sérieuse objection à leur emploi.

C'est M. Pillin, ancien interne de l'hôpital dentaire, qui me montra le premier la forme représentée ci-dessus, et il a eu la bonté de m'en faire plusieurs en vulcanite. Je ne saurais concevoir rien de meilleur, de plus solide et de plus propre ; cependant les bâillons de métal que MM. Ash et fils ont consenti à faire d'après mes avis, semblent, je crois, plus propres et n'ont pas d'odeur.

J'ajouterai que l'habitude d'opérer, après avoir enlevé le bâillon, est assez dangereuse. J'ai vu des morsures très fâcheuses résulter de ce mode de procéder, dans les cas d'anesthésie avec le protoxyde d'azote, mais l'éther amène un relâchement musculaire qui rend le bâillon moins important.

Au moment où cet ouvrage était sous presse, mon ami, M. Alfred Smith, m'a communiqué deux cas très intéressants et qui, bien que fort exceptionnels selon moi, méritent cependant d'attirer l'attention.

Le premier concernait une jeune femme saine, avec des dents d'apparence solides. M. Smith se proposait d'enlever une molaire de chaque côté de la mâchoire supérieure, et la malade, qui se plaignait de sensibilité d'une dent latérale, demanda qu'on ne fît reposer le bâillon que sur la centrale. La chose se fit comme elle le désirait, mais dès qu'elle perdit conscience, la bouche se ferma et chassa complètement l'incisive de son alvéole. Cette dent fut réimplantée ; mais rien n'indiquait avant l'opération qu'elle manquât de solidité, rien qui pût éveiller les soupçons du chirurgien. Dans l'autre cas, il s'agissait d'une canine isolée, et les organes de ce genre ne sont jamais entourés d'une paroi osseuse considérable ; cette canine fut aussi délogée de son alvéole.

La morale à tirer de ces cas est la suivante : 1° Il faut, autant que possible, ne jamais placer le bâillon sur les dents antérieures aux bicuspides ; si l'on ne peut faire autrement, on le mettra entre les incisives, en ayant soin de choisir un instrument assez large pour porter sur deux dents ou davantage ; 2° se garder d'appliquer le bâillon sur des dents antérieures supérieures qui se projettent beaucoup en avant, car le danger augmente considérablement dans les cas de ce genre.

DIFFÉRENTES FORMES D'ÉCARTEURS A RESSORT

Voici, pour les personnes qui ne partagent pas ma manière de voir, la description des cinq meilleurs bâillons à ressort.

La figure 20 représente un bâillon à ressort en acier nickelé, avec des coussinets de gutta-percha sur lesquels mordent les dents et qui empêchent l'instrument de glisser. Celui-ci peut s'ajuster à la hauteur voulue au moyen de l'écrou qui se voit sur la vis de la partie supérieure.

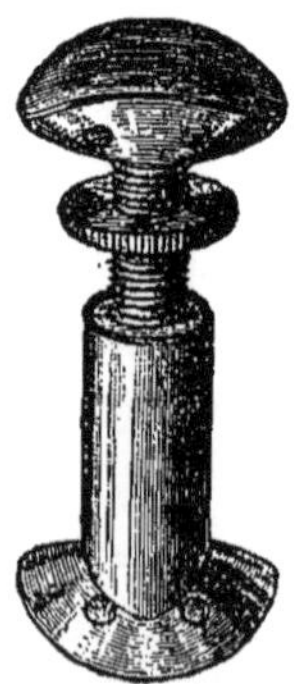

Fig. 20.

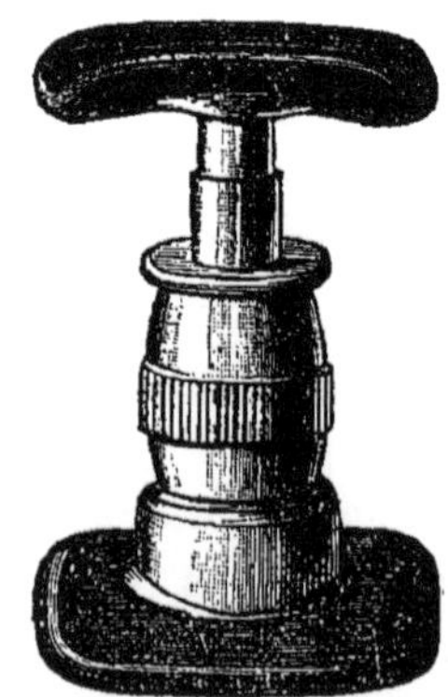

Fig. 21.

La figure 21 montre le bâillon de M. Buck, en acier nickelé, avec une vis pour élever et abaisser l'instrument, des coussinets de caoutchouc, et un joint articulé qui s'adapte à l'arcade dentaire.

6

La figure 22 représente le bâillon à ressort de M. Woodhouse-
Braine, en ébonite.

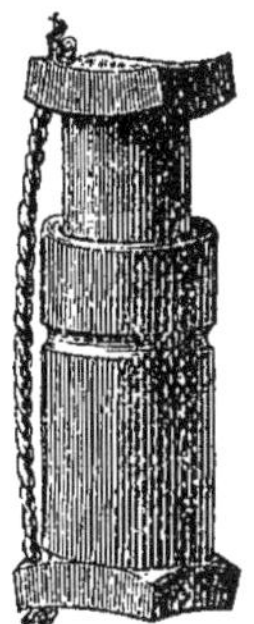

Fig. 22

La figure 23, celui de M. Mc. Adam, la partie centrale en ivoire,
les extrémités en vulcanite et garnies de caoutchouc mou. La pointe
qui termine le manche s'introduit dans les trous que montre la
figure jusqu'à ce que les dents appuient sur les coussinets de caoutchouc ; le manche est alors retiré, mais il reste fixé à la tige du
bâillon par un fort cordonnet de soie et on le laisse pendre hors de
la bouche.

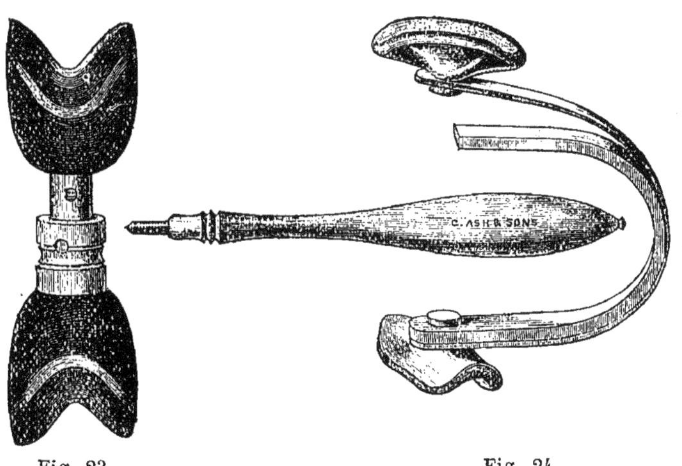

Fig. 23   Fig. 24

La figure 24 représente le bâillon à pivots de M. Hutchinson,
avec ressort d'acier nickelé. Cet instrument, une fois en place, peut
pivoter contre les joues et laisser le champ opératoire libre.

CUILLER BUCCALE RÉTICULÉE DE M. T.-S. CARTER

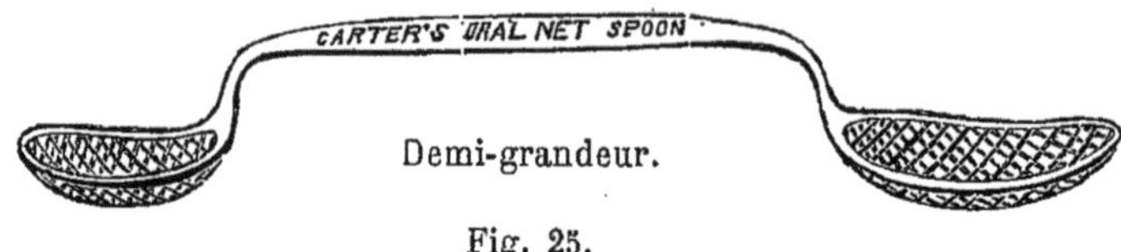

Demi-grandeur.

Fig. 25.

Pour servir pendant les extractions faites avec les anesthésiques.

Voici la description que M. Carter donne de cet instrument dans le *Journal of the British dental Association*, n° de janvier 1885 :

« L'emploi de plus en plus fréquent des anesthésiques en chirurgie dentaire comporte un danger sérieux, celui d'une dent ou d'un chicot qui s'échappe du davier pour tomber dans le larynx, quand le sujet a la tête renversée en arrière, et est insensibilisé. La position favorise la chute du corps étranger dans les voies aériennes et l'insensibilité affaiblie de la glotte, jointe à l'action du courant d'air pendant une inspiration, expose particulièrement le sujet à un accident de ce genre.

« Ma cuiller, non seulement permet d'éviter un danger évident, mais débarrasse encore l'esprit de l'opérateur d'une grande source d'anxiété. »

PORTE-ÉPONGE

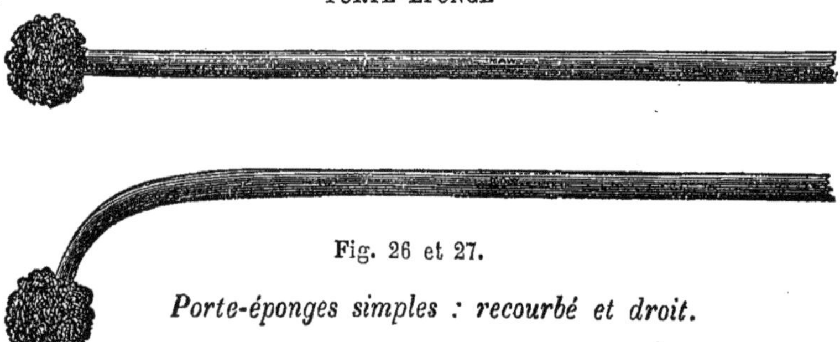

Fig. 26 et 27.

Porte-éponges simples : recourbé et droit.

PINCES A PANSEMENT, ETC.

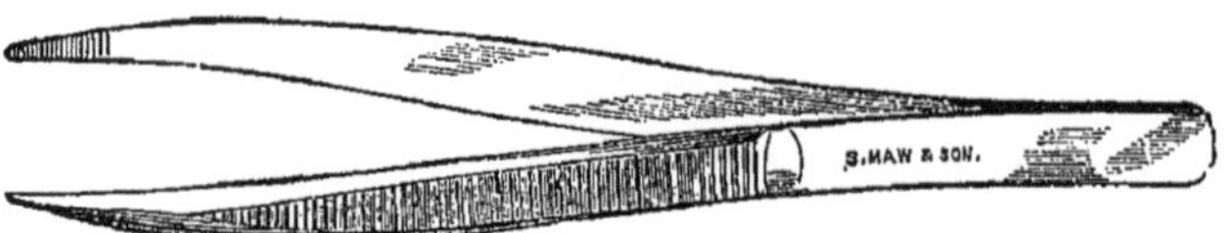

Fig. 28. — Pince à pansements.

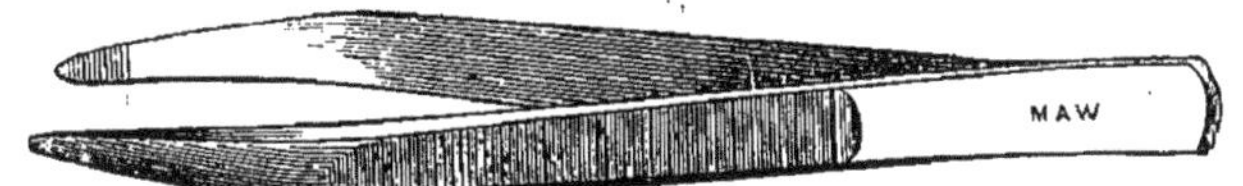

Fig. 29. — Pince à pansements.

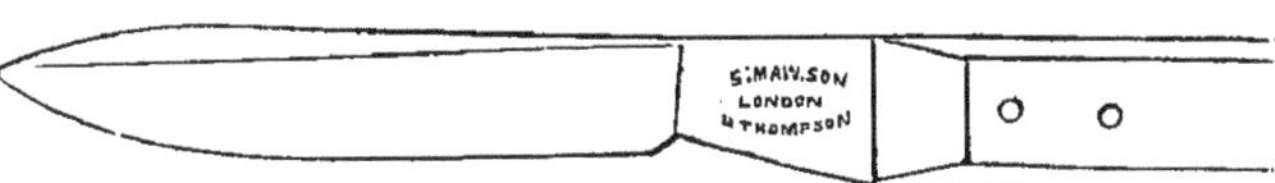

Fig. 30. — Bistouri.

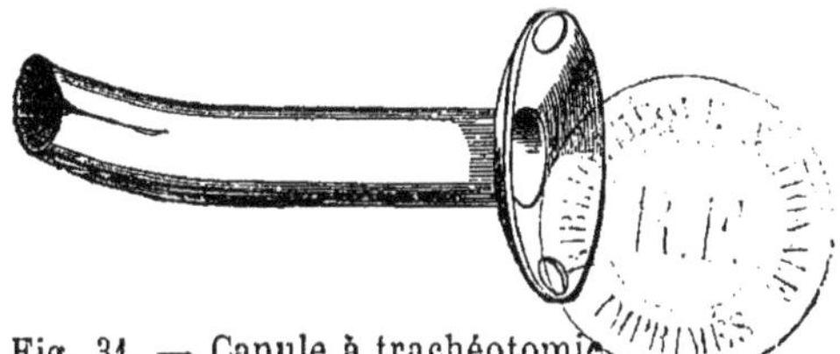

Fig. 31. — Canule à trachéotomie.

TABLE DES MATIÈRES

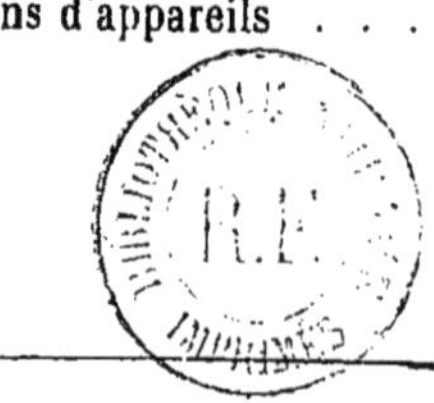

INDEX ALPHABÉTIQUE

IMPR. PAUL BOUSREZ, 5, R. DE LUCÉ, TOURS.